GRANDEL

Selbstverteidigung für Frauen

Selbstverteidigung für Frauen

Jede kann, aber keine muss zum Opfer werden

Uwe Grandel
Polizeikommissar

BOORBERG

Bibliografische Information der Deutschen Nationalbibliothek

Die Deutsche Nationalbibliothek verzeichnet diese Publikation in der Deutschen Nationalbibliografie; detailierte bibliografische Angaben sind im Internet unter www.dnb.de abrufbar.

ISBN 978-3-415-05832-3

Titelfoto: © Uwe Grandel | Satz: GreenTomato GmbH, Forststraße 131, 70193 Stuttgart, www.greentomato.de | Druck und Bindung: Laupp & Göbel, Robert-Bosch-Straße 42, 72810 Gomaringen

Richard Boorberg Verlag GmbH & Co KG | Scharrstraße 2 | 70563 Stuttgart
Stuttgart | München | Hannover | Berlin | Weimar | Dresden
www.boorberg.de

Inhaltsverzeichnis

Vorwort 7

Über den Autor 8

Grußwort 10

1. Hintergründe für die Gewalt gegen Frauen/heutige Denkmuster und deren Ursprünge 11

2. Formen der Gewalt 13
2.1. Arten der Angriffe/Täter 13
2.1.1. Sexuell motivierte Täter 13
2.1.2. Psychische Gewalttäter 13
2.1.3. Sonstige Angreifer 14
2.2. Gefahren erkennen und vorbeugen 14
2.3. Zusätzliche Verhaltenshinweise für Läuferinnen 16
2.4. Richtiges Fluchtverhalten 17
2.5. Taktik und Kommunikation 18
2.6. Selbstverteidigung 18

3. Grundsätze der Selbstverteidigung 20

4. Rechtliche Grundlagen 22
4.1. Grundgesetz 22
4.2. Bürgerliches Gesetzbuch 22
4.3. Strafgesetzbuch 22
4.4. Fazit 23

5. Psychologische Fundierung 24
5.1. Selbstvertrauen 24
5.2. Umgang mit Gefühlen wie Angst und Hass 25
5.3. Verständnis für die Täter 27
5.4. Nachbereitung Psychotherapie 27

6. Darstellung von Schmerzpunkten am menschlichen Körper 30

7. Einführung und Anwendung von zugelassenen Hilfsmitteln (Kubotan) 32

8. Selbstverteidigungstechniken/Bilderserie 33

8.1. Schutzhaltung/Verteidigungsstellung 33
8.2. Schlag- und Tritttechniken 35
8.2.1. Schlagtechniken (Faust-, Handballenstoß) 35
8.2.2. Ellenbogenstoß 36
8.2.3. Tritttechniken/Kniestoß 37
8.3. Abwehr gegen den „Haarzug" 40
8.3.1. Haarzug von vorne 40
8.3.2. Haarzug von hinten/seitlich 42
8.4. Abwehr gegen Würgeangriffe............................... 44
8.4.1. Würgen von vorne..................................... 44
8.4.2. Würgen von der Seite 47
8.5. Abwehr gegen Umklammerung 50
8.5.1. Umklammerung von vorne............................... 50
8.5.2. Umklammerung von der Seite 53
8.5.3. Umklammerung von hinten 57
8.6. Abwehr gegen den Genickhebel (Schwitzkasten)............. 61
8.6.1. Genickhebel von der Seite 61
8.6.2. Genickhebel von hinten 64
8.7. Abwehr gegen Greifen am Revers/Arm 67
8.7.1. Greifen am Handgelenk, Arm oder Revers 67
8.7.2. Befreiungsmöglichkeit und Anwendung von Hilfsmitteln (Kubotan)........................ 69
8.8. Verteidigung in der Bodenlage 71
8.8.1. Variante 1 71
8.8.2. Variante 2 74

9. Schlusswort **77**

Vorwort

Immer häufiger werden Frauen Opfer von Gewalttaten. In den letzten Jahren ist ein deutlicher Anstieg von sexuell motivierten Straftaten gegen Frauen und Mädchen zu verzeichnen.

Insbesondere Vorfälle wie in der Silvesternacht 2015/2016 in Köln, Stuttgart und Hamburg sind uns allen noch in Erinnerung.

Gemäß aktuellen Kriminalstatistiken werden allein in Baden-Württemberg jährlich fast 6000 Straftaten gegen die sexuelle Selbstbestimmung zur Anzeige gebracht.

Hierunter fallen Straftaten wie:

– Vergewaltigung	> 1000
– Sexuelle Nötigung	> 400
– Sexueller Missbrauch	> 2900
– Missbrauch von Kindern bis 14 Jahre	> 1500
– Exhibitionistische Handlungen	> 1200

In den ca. 1000 Fällen von Vergewaltigung waren etwa 97 % weibliche Opfer zu verzeichnen.

Davon waren …

– Kinder bis 14 Jahre	ca. 4 %
– Jugendliche 15 bis 18 Jahre	ca. 24 %
– Heranwachsende	ca. 16 %
– Erwachsene	ca. 57 %
– Menschen über 60 Jahre	ca. 2 %

Bei den hierbei aufgezeigten Zahlen handelt es lediglich um die Fälle, die offiziell zur Anzeige gebracht worden sind.

Es wird davon ausgegangen, dass die Dunkelziffer 50-mal höher liegt.

Böblingen, im Oktober 2016 Uwe Grandel

Über den Autor

Beruflicher Werdegang

Uwe Grandel ist seit 1992 Polizeibeamter des Landes Baden-Württemberg. Im Jahre 1999 wurde er von der Polizei zum Einsatztrainer ausgebildet. Dies beinhaltet die Ausbildung in den Bereichen Zwangsmittel- und Schießtraining, Selbstverteidigung sowie Fahr- und Sicherheitstraining.

Berufliche Erfahrungen sammelte er in verschiedenen Tätigkeitsfeldern der Polizei. Neben der mehrjährigen Verwendung im Streifendienst sowie dem Dienst als Truppführer beim Personenschutzkommando des damaligen Generalbundesanwalts arbeitete er als Truppführer und Einsatztrainer bei einer Beweissicherungs- und Festnahmeeinheit (BFE).

In den Jahren 2009 bis 2014 war er bei der Bereitschaftspolizei Böblingen als Polizeifachlehrer für die praktische Ausbildung, insbesondere für den Bereich der Selbstverteidigung, tätig.

Seit Herbst 2014 ist er Einstellungsberater bei der Hochschule für Polizei Baden-Württemberg.

Privater Werdegang – sportliche Leistungen

Privat begann Uwe Grandel im Jahre 1988 mit dem Karate und Kickboxen und 1992 mit dem Kampfsport Jiu-Jitsu. 1996 legte er erfolgreich die Prüfung zum 1. DAN im Jiu-Jitsu ab.

Uwe Grandel errang sowohl nationale als auch internationale Erfolge im Kampfsportbereich.

Unter anderem:

- 1996 – 1. DAN Jiu-Jitsu
- 1997 – Europameister im Kickboxen
- 1998 – Vize-Europameister im Kickboxen mit der Deutschen Nationalmannschaft
- 2000 – 5. Platz bei der WM in der Kategorie Selbstverteidigung
- 2011 – 3. Platz bei der Kickbox-EM in Italien mit der Deutschen Nationalmannschaft
- 2011 – 2012 – Bundestrainer der Deutschen Jugend-Kickbox-Nationalmannschaft (ISKA)
- Seit 2010 – Bundestrainer der traditionellen japanischen Selbstverteidigung der Internationalen Budo Organisation (IBO)

Graduierungen:
- 6. DAN Jiu-Jitsu
- 6. DAN Kickboxen
- 1. DAN Kobudo
- 1. DAN Bo-Jitsu

(DAN = eine Meisterstufe im Bereich Kampfsport. 1. DAN = „1. von 10 Schwarzgurten“)

Seit 1998 leitet Uwe Grandel Selbstverteidigungskurse für Männer, Frauen und Kinder. Weitere Informationen unter www.all-roundservices.de

Im Jahr 2015 schrieb er sein erstes erfolgreiches Buch mit dem Titel „Selbstverteidigung in der Polizei – einfache und effektive Abwehr- und Zugriffstechniken“.

Grußwort

Mit dem Thema „Gewalt gegenüber Frauen" trifft Polizeihauptmeister Uwe Grandel den Zahn der Zeit. Es ist ihm außergewöhnlich gut gelungen, seine jahrelange Erfahrung aus Kampfsport, Polizeitätigkeit und persönlichem Engagement in diesem sehr praxisnahen Werk einzubringen und so seinen Beitrag zu diesem überaus wichtigen Thema zu leisten. Wir leben in einem Rechtsstaat, der die Würde und Freiheit des Menschen für unantastbar im Grundgesetz manifestiert hat. Es gilt, all jenen die Stirn zu bieten, die diese Freiheit auf Selbstbestimmtheit nicht akzeptieren wollen und ein anderes Selbstverständnis an den Tag legen.

In Deutschland wird das Thema „Gewalt gegenüber Frauen" noch an Relevanz gewinnen.

Neben dem Nutzen für alle Mädchen und Frauen wünsche ich diesem Buch im Speziellen auch, dass es der Berufsgruppe Polizistinnen einen Mehrwert im alltäglichen Umgang mit dem oft schwierigen polizeilichen Gegenüber bietet. Frauen, die mutig für die innere Sicherheit unseres Landes kämpfen und nicht davor zurückschrecken, sich auch selbst gegenüber physisch überlegenen Männern in Gefahr zu bringen, verdienen unsere besondere Unterstützung und unseren vollsten Respekt.

Das Thema ist ein sehr wichtiges Thema und deshalb habe ich dieses Projekt gerne unterstützt und es ist so auch zu einer Herzensangelegenheit von mir geworden. Möge dieses Buch den Weg in viele Handtaschen finden und seinen Teil zur Prävention gegenüber Gewalt an Frauen beitragen.

Joachim Albrecht
Polizeipsychologe

1. Hintergründe für die Gewalt gegen Frauen/heutige Denkmuster und deren Ursprünge

Die Einstellung zur Gewalt gegen Frauen hat historische Wurzeln und ist durch das überwiegend patriarchalische System in nahezu allen Kulturen in den Denkmustern der Männer manifestiert.

Demzufolge gebührte ausschließlich den Männern der Besitz und Frauen waren dabei nur ein Teil des Besitzes.

Dieses Verhaltensmuster ist bis heute noch in vielen Ländern und Kulturen so verankert.

Während bei den Babyloniern Vergewaltiger und Opfer zur Bestrafung in den Fluss geworfen worden sind, konnte der Ehemann des Opfers der Vergewaltigten nur dadurch vergeben, indem er ihr in den Fluss nachsprang, um SIE zu retten.

Bei den Hebräern wurden ebenfalls Vergewaltiger und Opfer gesteinigt, da SIE – das Opfer – offensichtlich nicht laut genug um „Hilfe“ gerufen hatte.

Im Mittelalter gab es bei allen Völkern ein gesetzlich verbrieftes Züchtigungsrecht des Mannes, z.B. wenn die Frau sich weigerte, Anordnungen des Mannes auszuführen.

So war in Italien bis 1966 die Tötung von Ehefrau, Schwester oder Mutter zur Wiederherstellung der Ehre zulässig.

Erst seit dem Jahr 1972 ist es im Iran und in Schottland verboten, die Ehefrau zu schlagen.

Noch im Jahr 1984 war es nach Entscheidung eines ägyptischen Gerichts zulässig, die Ehefrau zu schlagen um SIE an ihre Gehorsamspflicht zu erinnern.

In den USA (Kalifornien) durfte man bis Mitte der 1980er Jahre die Ehefrau schlagen (bis 22 Uhr).

Diese historischen Wurzeln – verbunden mit den verschiedenen geschlechtsspezifischen Erziehungsmustern einzelner Kulturen – prägen die Einstellung zur Gewalt gegen Frauen bis heute.

Männer sind Kämpfer und Eroberer, die sich ihre Beute mit Gewalt holen dürfen. Frauen hingegen haben einfühlsam und duldsam zu sein …

Zurückliegend betrachtet waren bzw. sind Frauen bis heute noch der Willkür und Gewalt des Mannes **scheinbar** wehrlos ausgeliefert.

Gemäß des Zitates von Victor Werner (Leiter des Kriegssoziologie-Zentrums in Brüssel) sind Frauen in keinster Weise weniger aggressiv als Männer. Unter gleichen Umständen kommt ihr Verhalten dem der Männer sehr nahe.

Es gibt genügend historische Belege, dass Frauen bereits damals Kampfkünste oder Selbstverteidigung praktizierten.

- Francisco de Orellana (spanischer Konquistador) berichtete bereits 1542 über Frauen, die als Kriegerinnen in Amerika Angst und Schrecken verbreiteten.
- 1650 trat eine Frau in Cromwells Truppen als „Schütze Clark“ in den Dienst. Der Überlieferung nach war nur 1 von 10 Männern ihr ebenbürtig!
- Im 2. Weltkrieg tötete die russische Scharfschützin Ludmilla Pawlitschenko nachweisbar mindestens 309 deutsche Soldaten.
- In den 70er Jahren waren 2/3 aller gesuchten deutschen Terroristen Frauen.

Eine Frau ist jederzeit in der Lage, sich gegen körperliche Angriffe von Männern zur Wehr zu setzen. Entscheidend hierfür ist einzig und allein, diese „wahrscheinlich“ einzige Chance, die SIE hierfür bekommt, zu 100 % zu nutzen.

Bis zum heutigem Tag ist das Thema „Häusliche Gewalt“ immer noch stark präsent, sodass eine nicht geringe Anzahl von polizeilichen Einsätzen jeden Tag erforderlich ist, um das Recht eines jeden, auf körperliche Unversehrtheit zu schützen.

Fakt ist jedoch, dass bei Übergriffen innerhalb der eigenen „vier Wände“ die Polizei oft nicht rechtzeitig kommt.

Aus diesem Grund ist es notwendig, sich auf solche Fälle vorzubereiten.

2. Formen der Gewalt

Frauen können unabhängig von ihrem Alter, ihrem Aussehen oder ihrer Größe zu **jeder** Tages- oder Nachtzeit von potenziellen Tätern bedroht und/ oder angegriffen werden.

2.1. Arten der Angriffe/Täter

Man kann aufgrund verschiedener Analysen die Angriffe auf Frauen unterscheiden in:

2.1.1. Sexuell motivierte Täter

Angriffe aus dem sozialen Umfeld, Familie oder aus dem näheren Bekanntenkreis. Hier vermutet man die höchste Anzahl der **nicht** zur Anzeige gebrachten Übergriffe.

Überfallartige Angriffe, die überwiegend von unbekannten Tätern stattfinden. Das vermeintliche Opfer wird in der Regel vom Täter im Vorfeld beobachtet und meistens auf Parkplätzen, in Tiefgaragen oder sogar in der eigenen Wohnung angegriffen.

Angriffe durch flüchtige Bekanntschaften, die meistens auf einer Vorgeschichte beruhen. Bei Disco- oder Kneipenaufenthalten wurden dem späteren Täter eventuell „falsche Hoffnungen" gemacht. Ein „harmlos gemeinter Flirt" wird vom Täter falsch aufgefasst und kann dadurch gefährlich werden.

Alkoholbedingte Taten. Für viele Männer stellt das Grapschen, Tätscheln etc. immer noch etwas völlig normales und harmloses dar.

2.1.2. Psychische Gewalttäter

Das Opfer wird persönlich, telefonisch oder durch Abpassen belästigt oder gestört. Dadurch wird bei vielen Opfern ein psychischer Druck aufgebaut, der letztendlich dazu führen kann, dass sich diese zurückziehen und in den meisten Fällen ihre eigene Wohnung nicht mehr verlassen möchten (Stalking).

2.1.3. Sonstige Angreifer

Hierunter fallen alle anderen Übergriffe wie z.B. Raubdelikte. Der Täter sucht sein Opfer beliebig aus, ohne sich im Vorfeld Gedanken über das **wann, wo** oder **wie** gemacht zu haben.
Bei Angriffen dieser Art ist das Ziel des Täters – in der Regel – auf Sachwerte wie Bargeld, Schmuck etc. gerichtet und nicht unbedingt sexuell motiviert. Aus diesem Grund ist es hierbei sinnvoll, dem Täter das zu geben, was er haben möchte (Geld, Schmuck etc.).

2.2. Gefahren erkennen und vorbeugen

Bei nahezu allen Angriffen ist die meist körperliche Überlegenheit des Täters das größte Problem eines weiblichen Opfers.

Durch rechtzeitiges und entsprechend richtiges und angemessenes Reagieren können derartige körperliche Auseinandersetzungen vermieden werden.

Das Ergebnis von mehreren, voneinander unabhängigen Studien ergab, dass bei einer Vielzahl von Übergriffen auf Frauen bereits im Vorfeld „Warnhinweise" hätten erkannt werden können.

– **Seien Sie stets kritisch, wenn fremde Personen Ihre Wohnung/Ihr Umfeld länger oder regelmäßig beobachten!**

Täter sind in der Regel organisiert und versuchen bereits im Vorfeld, so viel wie möglich über ihr späteres Opfer in Erfahrung zu bringen (Tagesabläufe, Verhaltensweisen, etc.).

– **Haustüre verschlossen lassen, wenn sich an der Gegensprechanlage NIEMAND meldet!**

Haben Sie die Türe ins Treppenhaus oder bereits zur Wohnung geöffnet, könnte eine körperliche Auseinandersetzung mit einem Angreifer die Folge sein. Vergewissern Sie sich unbedingt im Vorfeld, wer tatsächlich vor der Eingangs-, Wohnungstür steht. Monteure melden sich in der Regel an und stehen nicht plötzlich vor der Tür.

– **Lassen Sie sich am Telefon bei „Belästigungen" nicht provozieren**

Versuchen Sie ruhig und gelassen zu bleiben und gehen Sie auf die verbalen Provokationen des Anrufers (Täters) erst gar nicht ein.

– **Vertrauen Sie auf Ihr Bauchgefühl!**

Frauen verfügen über ein deutlich „ausgeprägteres inneres Alarmsystem" als Männer. Hören Sie auf Ihr Gefühl und beenden Sie Unterhaltungen sofort, sobald Sie sich nicht mehr wohl fühlen.

– **Nehmen Sie den SICHEREN und nicht unbedingt den KÜRZESTEN Heimweg!**

Nicht zwangsläufig ist der kürzeste Heimweg auch der sicherste. Oft sind es die kurzen Wege durch den Park oder die Tiefgarage, die einem zum Verhängnis werden. Versuchen Sie – gerade bei Dämmerung oder Dunkelheit – auf beleuchteten und belebteren Wegen/Straßen zu gehen, um ggf. rechtzeitig Hilfe von Anderen bekommen zu können.

– **Betätigen Sie die Fernbedienung Ihres Fahrzeuges erst dann, wenn Sie unmittelbar vor dem Fahrzeug stehen!**

Durch (zu) frühzeitiges Bedienen der Funkfernbedienung zum Öffnen Ihres Fahrzeuges, geben Sie – bereits wartenden Tätern – ungewollt die Möglichkeit, sich in unmittelbarer Nähe Ihres Fahrzeugs zu positionieren und Sie ggf. abzupassen.

– **Weisen Sie Ihrem Gesprächspartner klar und unmissverständlich seine Grenzen auf, sodass erst gar keine Missverständnisse entstehen können!**

Falsch verstandene Signale können aus einem zunächst angenehmen Gesprächspartner einen äußerst gewaltbereiten Täter machen. Vermeiden Sie daher Zweideutigkeiten, um keine „falschen Signale" zu senden.

– **Vermeiden Sie es, ANGST zu zeigen, auch wenn Sie diese verspüren sollten! Ein sicheres und souveränes Auftreten kann auf einen potenziellen Täter abschreckende Wirkung haben.**

Täter verspüren durch auftretende Angst – seitens des Opfers – Macht und fühlen sich in ihrem Vorhaben dadurch bestätigt. Versuchen Sie, cool und gelassen zu reagieren. Zeigen Sie dem Täter, dass Sie sich durch sein Verhalten nicht einschüchtern lassen.

– **Täter bereiten ihre Taten oft im Vorfeld vor (Facebook, etc.). Lehnen Sie vermeintliche Freundschaftsanfragen von gänzlich unbekannten Personen ab!**

Vermeiden Sie es, zu viele Informationen von sich oder Ihrer Familie im Internet preis zu geben. Falsche Freunde erhöhen das Risiko, Opfer einer Straftat zu werden um ein Vielfaches!

– **Versuchen Sie „unnötige Provokationen“ zu vermeiden!**

Männer sind für optische Reize deutlich empfänglicher als Frauen. Seien Sie sehr selbstkritisch in der Wahl von Kleidung, Schminke etc., um bei Ihrem Gesprächspartner nicht mehr Gefühle zu wecken als Sie eigentlich beabsichtigen.

Denken Sie daran, dass ein „Flirt“ für einen Mann als sexuelles Werbeverhalten gedeutet werden kann und dabei die Ur-Instinkte im Mann geweckt werden können (Mann = Krieger; Frau = Beute).

– **Nicht mehr versprechen als Sie wirklich zu tun beabsichtigen!**

Machen Sie rechtzeitig deutlich, was Sie wollen und was nicht. Unter Umständen kann später nur schwer festgestellt werden, ob das „spätere Opfer“ nicht eine „moralische Mitschuld“ trägt, weil es nicht deutlich zum Ausdruck gebracht hat, wie weit der Täter hat gehen dürfen.

2.3. Zusätzliche Verhaltenshinweise für Läuferinnen

Eine bevorzugte Örtlichkeit für Täter sind Parks und Wälder, da diese in der Regel nicht so stark von Besuchern frequentiert sind.

Läuferinnen, die sich einer Gruppe anschließen, werden in der Regel vor solchen Übergriffen bewahrt. Suchen Sie sich einen Laufpartner/eine Laufpartnerin oder schließen Sie sich sogenannten „Lauf-Treffs“ an.

Laufen Sie – soweit dies für Sie möglich ist – bei Tageslicht. Sollten Sie bei Dämmerung oder Dunkelheit laufen, sollten Sie „einsame“ Gegenden unbedingt meiden.

– **Beurteilen Sie Ihre Laufstrecke auch unter Sicherheitsaspekten!**

Machen Sie sich Gedanken über Lage/Besucheraufkommen und ggf. Notrufeinrichtungen.

Vermeiden Sie das Laufen in einsamen/schlecht beleuchteten Gegenden.

Achten Sie auch hierbei instinktiv auf Ihr Bauchgefühl und ändern Sie Ihre Laufstrecke, wenn Sie sich in Gefahr glauben.

Seien Sie sich zu jedem Zeitpunkt im Klaren darüber, was gerade um Sie herum geschieht. Durch zu lautes Musikhören während des Laufens können Sie Ihr Umfeld nicht mehr zu 100 % wahrnehmen und erhöhen dadurch das Risiko, einen herannahenden Täter nicht rechtzeitig erkennen/hören zu können.

Durch zu dichtes Laufen entlang von Büschen oder Sträuchern vermindern Sie Ihre Chance, einen bereits wartenden, potenziellen Täter rechtzeitig zu erkennen und entsprechend handeln zu können.

Nehmen Sie auch während des Laufens Ihre Umwelt war. Bleiben Sie aufmerksam und ziehen Sie die Möglichkeit eines Angriffes jederzeit in Betracht.

Dadurch nehmen Sie dem Angreifer das Überraschungsmoment und erhöhen Ihre Chance, unbeschadet flüchten zu können.

2.4. Richtiges Fluchtverhalten

Sollten die bereits im Vorfeld angewandten Präventivmaßnahmen nicht erfolgreich gewesen sein, besteht dennoch die Möglichkeit, bei richtigem Fluchtverhalten einen gewalttätigen Übergriff auf sich zu vermeiden.

In Gefahrensituationen reagiert der Mensch nur noch instinktiv. Aus Tatsachenberichten kann man entnehmen, dass Opfer die Tat wie in Trance erlebten, unfähig, sich zu bewegen/zu wehren. Äußere Einflüsse, die das Gehirn als Gefahr wertet, zwingen den Körper zu bestimmten körperlichen Reflexen.

- Bleiben Sie ruhig und besonnen, um möglichst klar und effektiv handeln zu können.
- Versuchen Sie nach Möglichkeit belebte Orte zu erreichen.
- Vermeiden Sie lautes „HILFE“ rufen. Rufen Sie stattdessen „FEUER, FEUER“. Erfahrungsgemäß reagiert eine Vielzahl von Menschen auf diese Art „Hilferuf“ deutlich entschlossener.
- Sprechen Sie den Täter bewusst mit SIE an: „Lassen SIE mich in Ruhe. Ich kenne SIE nicht.“ Dadurch werden Passanten eher aufmerksam auf Sie.
- Bereiten Sie sich innerlich auf eine mögliche körperliche Auseinandersetzung mit dem Täter vor. Täter gehen grundsätzlich von wenig bzw. gar keiner Gegenwehr seitens des Opfers aus.
- Nutzen Sie das in Ihnen aufkommende Adrenalin zu Ihrem Vorteil. Sie sind dadurch zu einem deutlich höherem Kraftaufwand in der Lage.
- Wählen Sie Ihr Fluchttempo so, dass Sie noch genügend Kraft für einen eventuell nötigen Körpereinsatz haben.

- Möchten Sie Hilfsmittel (Pfefferspray, Kubotan, etc.) als Gegenwehr einsetzen, dann machen Sie diese bereits während der Flucht einsatzbereit.

2.5. Taktik und Kommunikation

Ist eine Flucht nicht mehr möglich, besteht dennoch eine Chance, den Täter durch Kommunikation von seinem Vorhaben abzuhalten.

Anflehen und betteln hingegen lassen die Täter meist kalt bzw. stärken diese noch zusätzlich in deren Machtgefühl.

- Versuchen Sie das Ziel des Täters zu ändern, indem Sie ihm mitteilen, dass SIE an ansteckenden Krankheiten (HIV, Herpes, Tripper etc.) erkrankt sind.
- Weisen Sie den Täter darauf hin, dass Ihr Freund/Ehemann jeden Moment nach Hause kommt, dass Sie nicht alleine unterwegs bzw. in der Wohnung sind.
- Sollten Sie zu Hause bedroht/angegriffen werden, teilen Sie dem Täter mit, dass Sie soeben einen „stillen Alarm" ausgelöst haben, der direkt bei der Polizei aufläuft. (Diese Einrichtungen gibt es bereits seit längerem, analog der Notrufeinrichtungen beim Rettungsdienst für überwiegend ältere Menschen.)
- Versuchen Sie Zeit zu gewinnen, indem Sie den Täter in dem Glauben lassen, dass Sie zu Intimitäten bereit wären, jedoch einen anderen Ort bevorzugen würden.

2.6. Selbstverteidigung

Sollte eine Gefahr für Sie oder andere nicht mehr anders als mit körperlicher Gewalt abgewandt werden können, dann haben Sie als Opfer das Recht, sich zu verteidigen bzw. anderen zu helfen.

Hierbei muss IHR oberstes Ziel sein, sich selbst in Sicherheit zu bringen und nicht den „Kampf" zu gewinnen, indem Sie den Angreifer zwingend „K.O." schlagen.

Die Kampfsportlegende Bruce Lee hat zu Lebzeiten gesagt, dass selbst er, mit seinen hervorragenden Kenntnissen im Bereich der Kampfkünste, in einer Gefahrenlage ausschließlich mit vier Zielen sein Gegenüber angreifen würde.

1. Die **AUGEN**, denn wer nichts mehr sehen kann, kann auch nicht kämpfen.
2. Den **KEHLKOPF**, denn wer nicht mehr atmen kann, kann auch nicht kämpfen.
3. Die **GENITALIEN**, denn wer sich vor Schmerzen am Boden krümmt, kann nicht mehr kämpfen.
4. Das **KNIE**, denn wer nicht mehr stehen kann, kann auch nicht kämpfen.

Sollte es zu einer körperlichen Auseinandersetzung kommen, versuchen Sie die folgenden Punkte zu beachten:

- Versuchen Sie so ruhig wie möglich zu bleiben und machen Sie aufkommendes Adrenalin zu Ihrem „Freund".
- Gehen Sie gezielt und konsequent gegen Ihren Peiniger vor.
- Setzen Sie vorhandene Hilfsmittel zielgerichtet und kompromisslos ein.
- Bringen Sie den Vorfall – auch bei gelungener Flucht – unbedingt zur Anzeige.

3. Grundsätze der Selbstverteidigung

Angriffe auf Frauen sind jederzeit möglich. Kleidung oder Aussehen spielen in den meisten Fällen für die Täter keine Rolle.

Vertrauen Sie daher nie darauf, dass Sie niemals Opfer werden könnten.

Versuchen Sie, Gefahrensituationen zu erkennen und meiden Sie diese so weit wie möglich. Angetrunkene Personen, Gruppierungen von Jugendlichen/Heranwachsenden, die vielleicht der Meinung sind, sich in der Gruppe etwas beweisen zu müssen, können für Sie zur Gefahr werden.

Täter suchen Ihre Opfer sorgfältig aus. Ängstlich wirkende Personen haben dadurch eine anziehende Wirkung auf den Täter. Geben Sie anderen – Ihnen unbekannten Personen – zu keinem Zeitpunkt das Gefühl, „leichte Beute" zu sein.

Studien haben bewiesen, dass selbstbewusst auftretende Frauen auf die Täter eher eine abschreckende Wirkung haben.

Sollte es zu einer körperlichen Auseinandersetzung mit einem Angreifer kommen, dann wenden Sie ausschließlich die IHNEN vertrauten Techniken an und experimentieren Sie NICHT am Täter herum.

Erfahrungsgemäß bleibt Ihnen nur EINE Chance, sich erfolgreich gegen einen Angriff zu wehren, sodass diese zu 100 % Wirkung zeigen muss.

Verteidigen Sie sich mit aller Härte und kompromisslos. Skrupel sind in diesem Fall absolut fehl am Platz.

Unterschätzen Sie NIEMALS Ihren Angreifer, sondern bleiben Sie stets wachsam und zu jederzeit „kampfbereit".

Eine Verteidigung ist IMMER möglich. Aktive Gegenwehr bei einem Vergewaltigungsversuch beendet zu ca. 70 % die Tatausführung und ca. 90 % bei einer sonstigen sexuell motivierten Tat.

Passivität bei einem Vergewaltigungsversuch führt in 90 % der Fälle zur Tatausführung! Statistisch gesehen, nimmt die Brutalität eines Angreifers bei Gegenwehr seitens des Opfers NICHT zu!

Modell der Selbstverteidigung:

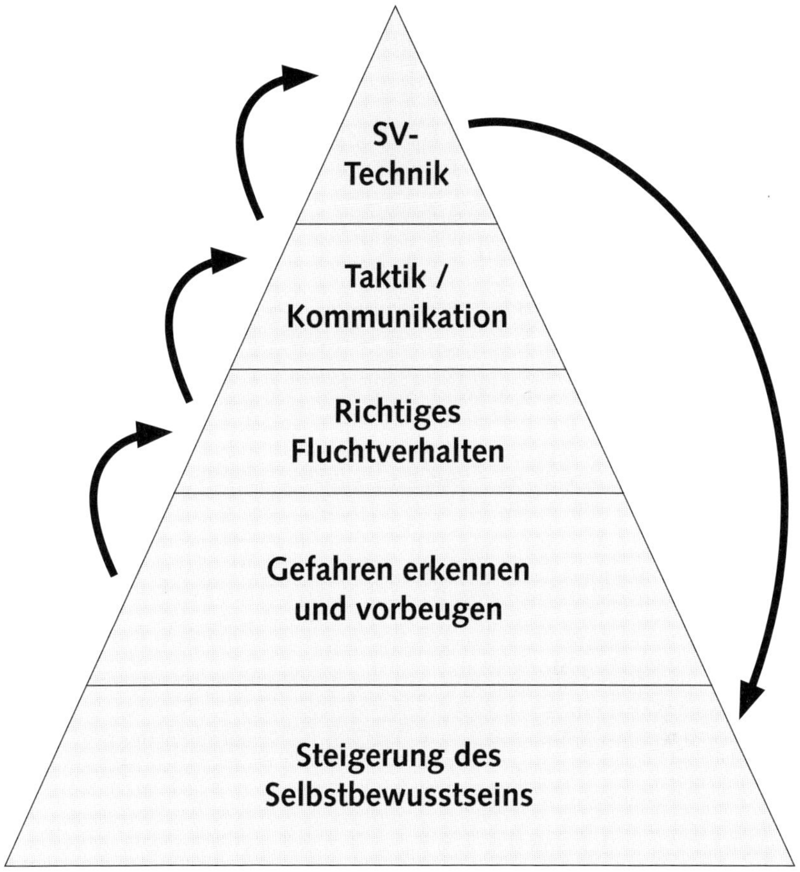

4. Rechtliche Grundlagen

Im Verlaufe eines Angriffs gegen Sie kommt es zu einer körperlichen Auseinandersetzung, in deren Verlauf der Angreifer verletzt oder vielleicht sogar getötet wird.

Die Frage, die sich hierbei immer wieder stellt: **Habe ich mich strafbar gemacht?**

Man wird nicht bestraft, wenn hierfür Rechtfertigungsgründe vorliegen.

4.1. Grundgesetz

Art. 1 Abs. 1 GG
Die Würde des Menschen ist unantastbar.

Art. 2 Abs. 1 GG
Jeder hat das Recht auf freie Entfaltung seiner Persönlichkeit, soweit er nicht die Rechte anderer verletzt.

4.2. Bürgerliches Gesetzbuch

§ 227 BGB (Notwehr)
(1) Eine durch Notwehr gebotene Handlung ist nicht widerrechtlich.
(2) Notwehr ist diejenige Verteidigung, welche erforderlich ist, um einen gegenwärtigen rechtswidrigen Angriff von sich oder einem anderen abzuwenden.

4.3. Strafgesetzbuch

§ 32 StGB (Notwehr)
(1) Wer eine Tat begeht, die durch Notwehr geboten ist, handelt nicht rechtswidrig.
(2) Notwehr ist die Verteidigung, die erforderlich ist, um einen gegenwärtigen, rechtswidrigen Angriff von sich oder einem anderen abzuwehren.

Erläuterungen zu § 32 StGB

Verteidigung:
Der Wille zur Verteidigung muss **erkennbar** und ein **Ausweichen** nicht möglich oder nicht zumutbar sein.

Erforderlich:
Unter mehreren wirksamen Techniken ist diejenige erforderlich, die den Angreifer am wenigsten beeinträchtigt, aber den Angriff sofort und endgültig beendet. (Auf mögliche unwirksame Techniken braucht sich der Verteidiger nicht verlassen.)

Gegenwärtig:
Der Angriff steht unmittelbar bevor, findet gerade statt oder dauert an.

Rechtswidrig:
Alles außer rechtmäßigen Amtshandlungen oder bei Einwilligung.

§ 33 StGB (Überschreitung der Notwehr – Notwehrexzess)

Ein Notwehrexzess liegt dann vor, wenn der Täter die Grenzen aus **Verwirrung**, **Furcht** oder **Schrecken** überschreitet. Die (Rechts)Folge eines solchen Exzesses ist, dass die Tat straffrei bleibt, da der Täter **nicht** schuldhaft gehandelt hat. Daher wird der Notwehrexzess im Rahmen der Schuld geprüft.

4.4. Fazit

Das Risiko, eine größere, vielleicht sogar lebensbedrohliche Verletzung zu erleiden, liegt einzig und allein beim Angreifer. Er alleine ist hierfür verantwortlich und nicht SIE, die sich in einer Notwehrsituation befindet.

5. Psychologische Fundierung

Die folgenden Ausführungen wurden von dem Polizeipsychologen Joachim Albrecht verfasst.

5.1. Selbstvertrauen

Selbstvertrauen gewinnt man dadurch, dass man genau das tut, wovor man Angst hat, und auf diese Weise eine Reihe von erfolgreichen Erfahrungen sammelt.
(Dale Carnegie)

Menschen besitzen von Natur aus ein eher stark ausgeprägtes oder eben ein eher gering ausgeprägtes Selbstbewusstsein. Das Schöne ist, dass sich Selbstbewusstsein oder Selbstvertrauen auch ein Stück weit trainieren lässt.

Vermutlich ist es für Sie als Frau zu Ihrem eigenen Vorteil, wenn Sie dem männlichen Geschlecht eher selbstbewusst gegenübertreten und in der Lage sind, auch klare Grenzen aufzuzeigen. Ein Freund von mir hat einmal den Ausspruch geprägt: „**Wer Opfer sucht, braucht Gegner.**" Doch woran erkennt Ihr Gegenüber, dass Sie selbstbewusst auftreten? Es gibt mehrere Indikatoren: Körperhaltung, Stimme, Blick und viele weitere kleine Hinweise. Senken Sie z.B. nicht den Blick, sondern halten Sie Blickkontakt – halten Sie dagegen. Sprechen Sie mit starker und klarer Stimme.
Wie das Wort Selbstvertrauen schon sagt: „Sich selbst vertrauen!"

Überlegen Sie einmal kurz: Welche Ereignisse aus der Vergangenheit zeigen Ihnen, dass Sie sich in brenzligen Situationen selbst vertrauen können und „richtig" reagieren?

Wenn Sie jedoch von sich denken, dass Sie mit Männern nicht immer selbstbewusst umgehen können und Ihre „innere Stimme" viel Kritik an Ihnen übt, dann ist Ihr Selbstvertrauen etwas verkümmert. Hier können ein paar sehr einfache Methoden zu einer Verbesserung Ihres Selbstvertrauens führen.

a) Führen Sie eine **Art Journal**, in dem Sie täglich Ihre Erfolgserlebnisse im Umgang mit Männern aufzeichnen. Auf diese Art werden Sie Ihr Selbstbewusstsein stärken und mit dem anderen Geschlecht „kompetenter" umzugehen lernen.

b) Verfassen Sie einen **Brief** an sich, der nur mit Sätzen beginnt wie: „Ich bin …“ und dann etwas Positives an Ihnen beschreibt z.B. „Ich bin selbstbewusst und kann mit Männern umgehen.“ Diesen Brief lesen Sie sich jeden Morgen vor dem Spiegel selbst vor. Diese Technik nennt man Autosuggestion. Sie geht direkt ins Unterbewusstsein und das Gute daran ist, dass das Unterbewusstsein nicht zwischen positiv und negativ unterscheiden kann – daher glaubt es Ihnen immer.

Selbstvertrauen und Selbstsicherheit sind eng miteinander verbunden. Stellen Sie sich die folgenden Fragen, um mehr Sicherheit zu gewinnen. Machen Sie diese Übung unbedingt schriftlich!

- Wer bin ich als Person? Was ist meine Identität?
- Was sind meine Stärken? Bedürfnisse? Wünsche? Interessen?
- Wo sind meine Grenzen? Was dürfen andere?

5.2. Umgang mit Gefühlen wie Angst und Hass

Mut ist nicht, keine Angst zu haben,
sondern die eigene Angst zu überwinden.
(Martina Aschwanden)

Körperliche Gewalttaten wie z.B. Raubüberfälle, Entführungen und/oder Geiselnahmen können ebenso wie sexuelle Missbräuche oder Vergewaltigungen das Erleben von heftiger Angst (bis hin zu Todesangst) hervorrufen. Ob sich dann aufgrund dieses Versetzen in einen „hilflosen“ Zustand, aus dem weder fliehen noch bekämpfen möglich ist, eine dauerhafte traumatische Belastungsstörung ergibt, hängt neben dem eigentlichen Ereignis von vielen weiteren individuellen Prädispositionen, also Vorerfahrungen ab. Bei einigen Opfern legen sich die Verarbeitungsreaktionen nach einigen Tagen oder Wochen wieder, bei anderen entwickeln sich handfeste posttraumatische Belastungsstörungen.

Doch was ist **Angst** und woher kommt Sie? Angst ist zunächst evolutionsbedingt etwas Gutes – ursprünglich war es überlebensnotwenig, Gefahren „z.B. in der Steinzeit durch wilde Tiere wie Mammuts“ zu erkennen und dann entsprechend reagieren zu können. Wir Menschen haben durch unsere Urinstinkte gelernt, dass wir auf Angst mit gewissen Verhaltensweisen reagieren, z.B. Flucht oder Vermeidungsverhalten. Im Falle eines Übergriffs ist eine Vermeidung nicht so einfach zu erzielen, da die andere Person mit Gewalt weiter auf Sie einwirkt. Sollte auch Flucht ausgeschlossen sein, hilft nur die knallharte Konfrontation.

Die gesteigerte Form der Angst ist die **Panik**. Eine Panik entsteht durch kognitive und körperliche Vorgänge, die mit Gefahr assoziiert werden. Wenn Sie sich bereits viele Male in ein- und derselben Situation befunden haben, wird sich die Angst sehr wahrscheinlich reduzieren und gleichzeitig erhöht sich Ihre Handlungsfähigkeit – ähnlich einem Polizisten oder einem Rettungshelfer bei schweren Verkehrsunfällen. Nun wünscht man keiner Frau, dass sie überhaupt in eine Situation gerät, in der ihr Gewalt angetan wird. Da es sich aber leider nicht ausschließen lässt, bietet es sich an, „für den Ernstfall zu üben“. Nur durch ein gezieltes Training, wie es in diesem Buch vorgestellt wird, lässt es sich besser mit Situationen wie der eines Übergriffs umgehen. Dann nämlich werden Sie nicht in Panik geraten, sondern das durch die Angst entstandene Adrenalin in konstruktive Bahnen lenken, und „Ihr eingeübtes Programm nahezu automatisch abspulen“.

Es gibt vier Lernstadien auf dem Weg dahin:

- **Unbewusste Inkompetenz**
  Sie wissen nicht, wie Sie sich gegenüber gewalttätigen Übergriffen zur Wehr setzen. Sie haben sich mit dem Thema aber auch noch nicht auseinandergesetzt.

- **Bewusste Inkompetenz**
  Sie wissen nicht, wie Sie sich gegenüber gewalttätigen Übergriffen zur Wehr setzen. Sie haben sich aber schon mit dem Thema auseinandergesetzt, indem Sie z.B. dieses Buch gelesen haben.

- **Bewusste Kompetenz**
  Sie wissen, wie Sie sich gegenüber gewalttätigen Übergriffen zur Wehr setzen können und haben sich erste Techniken angeeignet. Sie tun dies aber noch nicht automatisiert.

- **Unbewusste Kompetenz**
  Sie wissen, wie Sie sich gegenüber gewalttätigen Übergriffen zur Wehr setzen und haben sich erste Techniken angeeignet. Sie tun dies unbewusst und automatisiert.

Die abschließende Frage ist nun also vielmehr: Wie kann man diese Angst für sich in schwierigen Situationen positiv nutzen?

Angst ist eine starke Emotion, die immense Energie freisetzen kann. Diese Energie kann Sie entweder lähmen und Ihre Muskeln in eine Art Schockstarre führen oder Ihnen Kraft für die Auseinandersetzung liefern.

5.3. Verständnis für die Täter

Es wird wohl nur sehr schwer möglich sein, für Menschen Sympathien zu entwickeln, für die ganz offensichtlich viele Hassgefühle vorhanden sind. Nicht zuletzt deshalb haben Menschen, die Gewalt gegenüber Frauen und Kindern ausgeübt haben, den schlechtesten Stand in Gefängnissen und bilden das letzte Glied in der „Knasthierarchie". Selbst die härtesten Jungs hinter Gittern hegen enorme Gefühle, wenn es um die Liebe zu ihren Frauen oder gar Töchtern geht.

Doch was sind die Motive/Bedürfnisse/Interessen der Täter, die Gewalt an Frauen und Mädchen üben? Haben wir es eher mit Kriminellen oder Kranken zu tun?

Sehr wahrscheinlich eine Kombination aus beidem?! Bei den Tätern handelt sich vermutlich um Menschen, die in ihrer Gefühlswelt eine vollkommen andere Matrix besitzen bzw. eine andere Software aufgespielt bekommen haben. „Eigene positive Gefühle sind mit dem Schaden anderer verknüpft." Das macht die „Heilung" auch so schwer. Nicht selten stammen derartige Täter aus den untersten Schichten der Bevölkerung, haben selbst eine schwere und traumatische Kindheit erfahren. Das rechtfertigt ihr Verhalten in keinster Weise – und doch hilft es Betroffenen vielleicht etwas besser, mit dem umzugehen, was ihnen widerfahren ist. Tendenziell geht es Menschen, denen schwere seelische Wunden zugefügt wurden, besser, wenn sie dem Täter verzeihen konnten und dieser eine „gerechte" Strafe erfahren hat.

Als gesunder Mensch wird man die Gefühlswelt und die Denke dieser Menschen wohl nie ganz verstehen können, man muss sich aber eben immer wieder vor Augen halten: Wir haben es nicht mit gesunden, sondern kranken Menschen zu tun. Leider muss es eben auch die dunklen Seiten geben, damit man die schönen Seiten wie Liebe erst erkennen kann. „Die Sterne am Himmel kann man nur bei Nacht und nicht bei Tag sehen."

5.4. Nachbereitung Psychotherapie

Wenn sich ein seelischer Schaden Ihrerseits nicht vermeiden ließ, geht es darum, den Schaden möglichst zu begrenzen. Ist Ihnen in einem Ausmaß

Gewalt widerfahren, die eine Anzeige rechtfertigt? Wenn JA, dann gehen Sie zur Polizei und zeigen Sie diese Straftat an. Das ist der erste Schritt. Dieser richtet sich gegen den Täter.

Im Zweiten Schritt müssen Sie sich um sich selbst und Ihre Gesundheit kümmern.

Sie müssen sich mit der Frage auseinandersetzen, ob und wie schwer Sie durch die Ereignisse seelisch verletzt bzw. psychisch traumatisiert wurden. Hierbei sind es gerade die vom Menschen verursachten, sich wiederholenden und langandauernden Traumatisierungen (z.B. mehrjähriger sexueller Missbrauch, Folterhaft), die oftmals zu stärkeren posttraumatischen Belastungsstörungen führen, verglichen mit Traumata, die z.B. auf Naturkatastrophen zurückzuführen sind.

Besonders schwierig gestaltet sich im Nachhinein die Arbeit mit der Angst, wenn Faktoren hinzukommen wie z.B. ständiges Grübeln, Schamgefühle oder Selbstbeschuldigungen. Wer sich also nach einem Übergriff „beschmutzt" fühlt oder sich vorwirft, durch seinen Kleidungsstil einen Übergriff selbst „hervorgerufen" zu haben, wird es schwerer haben, über die Ereignisse hinwegzukommen, und einen längeren Gesundungsweg aufweisen.

Doch woran erkennt man, dass man möglicherweise eine **posttraumatische Belastungsstörung (PTBS)** entwickelt hat?

Wenn die im Folgenden beschriebenen Symptome nur vorübergehend auftreten, sind Sie sehr wahrscheinlich Teil des Heilungsprozesses und bedürfen nicht der Therapie. Treten diese Symptome jedoch länger als **einen Monat** auf und führen zu einem gewissen **Leidensdruck** bei der Person, die die Ereignisse erlebt hat, kann es sinnvoll sein, auf professionelle Hilfe zurückzugreifen.

Die **Symptome** werden in **drei Gruppen** eingeordnet:

- **Erinnerungssymptome**
  - Ständiges Erinnern an das Trauma
  - Albträume
  - Nachhallerlebnisse (Gefühl, sich wieder in der traumatischen Situation zu befinden)
  - Körperliche Reaktionen z.B. auf gewisse Gerüche, Töne etc.

- **Vermeidungssymptome**
  - Versuch der Vermeidung von Gedanken, Gefühlen, Situationen oder
  - Personen, die mit dem Trauma in Zusammenhang stehen
  - Völliger oder teilweiser Verlust von Erinnerungen an das Ereignis
  - Sozialer Rückzug
  - Interessenverlust, Gefühl der inneren Leere
- **Übererregungssymptome**
  - Schlafstörungen (Probleme beim Ein- bzw. Durchschlafen)
  - Erhöhte Reizbarkeit
  - Konzentrationsschwierigkeiten
  - Erhöhte Wachsamkeit
  - Gesteigerte Schreckhaftigkeit

Jeder Mensch ist verschieden und hat eigene Bewältigungsstrategien. Ob und welche Form von Hilfe Sie in Anspruch nehmen möchten, bleibt letztlich Ihnen überlassen. Wichtig ist zu wissen: Es gibt vielerlei Möglichkeiten und Sie sind nicht allein mit dem, was Ihnen widerfahren ist.

An dieser Stelle ein kleiner Auszug an möglichen Hilfestellungen:
- Enge Vertraute (Eltern, Verwandte, Freunde und Bekannte) – oft hilft einfach ein offenes Ohr einer vertrauten Person
- Telefonische Seelsorge (findet sich im Internet oder im Telefonbuch)
- Selbsthilfegruppen für den Austausch mit Betroffenen
- Psychologen für eine ambulante Therapie
- Kliniken für eine stationäre Therapie

6. Darstellung von Schmerzpunkten am menschlichen Körper

Der menschliche Körper verfügt über eine Vielzahl von Nervenpunkten, Venen und Adern. Bei einem punktgenauen Schlag/Tritt gegen einen dieser Punkte kann der Körper sofort handlungsunfähig gemacht werden.

In der nebenstehenden Darstellung werden ein paar dieser – nennen wir sie „K.O-Punkte“ – aufgezeigt.

Bei punktgenauen Schlägen/Tritten gegen einen der oben aufgezeigten Punkte kann der Angreifer relativ schnell außer Gefecht bzw. begrenzt handlungsfähig gemacht werden. Dennoch ist zwingend darauf zu achten, dass mehrfache – und damit nicht mehr unbedingt verhältnismäßige – Schläge oder Tritte gegen einen der Punkte (Explizit am Kopf) erhebliche Verletzungen verursachen und eventuell sogar zum Tod führen können.

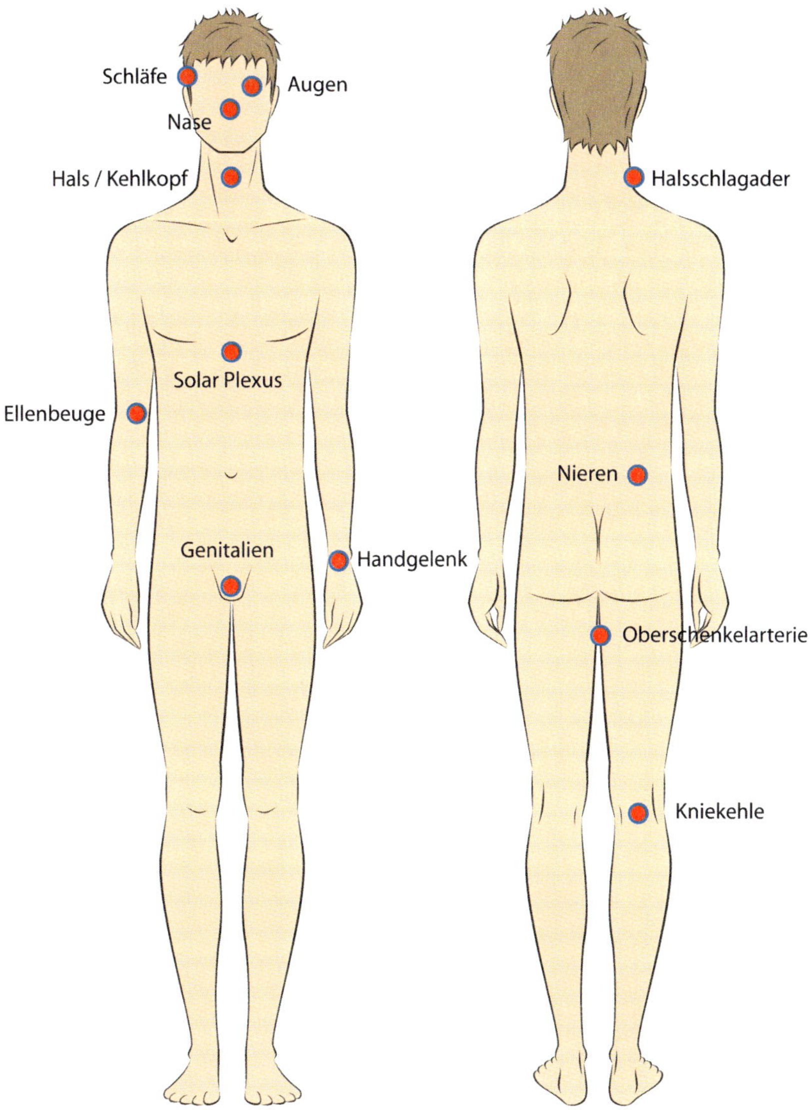
Schläfe
Augen
Nase
Hals / Kehlkopf
Solar Plexus
Ellenbeuge
Genitalien
Handgelenk
Halsschlagader
Nieren
Oberschenkelarterie
Kniekehle

7. Einführung und Anwendung von zugelassenen Hilfsmitteln (Kubotan)

Das Kubotan ist eine Waffe, die in verschiedenen Kampfkünsten (Kobudo, Modern Arnis, Krav Maga, Jiu-Jitsu etc.) Verwendung findet. Der Umgang mit dem Kubotan wird zur Selbstverteidigung erlernt. Eine ähnliche Waffe/ Hilfsmittel ist unter dem Begriff „Tactical Pen" bekannt.

Das Kubotan besteht in der Regel aus Holz, Kunststoff oder Metall, ist 13 cm – 15 cm lang und hat einen Durchmesser von 1 cm – etwa 2,5 cm.

Aufgrund des extrem leichten Gewichtes und der praktischen Größe passt es in nahezu jede Handtasche und ist daher hervorragend in der Kombination mit einem Schlüsselbund einsetzbar.

In den folgenden Bilderserien werden Techniken mit und ohne Anwendung des Kubotan demonstriert.

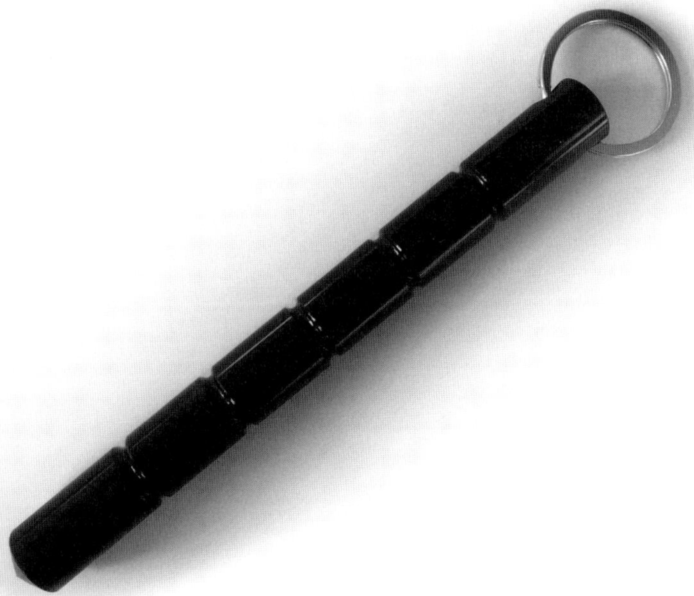

8. Selbstverteidigungstechniken/Bilderserie

Die im Folgenden dargestellten Selbstverteidigungstechniken erscheinen Ihnen auf den ersten Blick vielleicht „etwas brutal".

Bedenken Sie jedoch dabei, dass Sie als Frau dem vermeintlich schwächeren Geschlecht angehören. Deshalb ist es vielleicht notwendig, die dargestellten Techniken anzuwenden, um einen Angriff unbeschadet zu entgehen.

Erfahrungsgemäß bleibt Ihnen nur eine einzige Chance, sich gegen körperliche Übergriffe in dieser Form erfolgreich zu schützen. Daher müssen Sie mit aller Härte und absolut kompromisslos dagegen vorgehen.

8.1. Schutzhaltung/Verteidigungsstellung

Stellen Sie sich schulterbreit und frontal gegenüber Ihren Angreifer auf. Hierbei wird bei Rechtshändern (üblicherweise) das rechte – bei Linkshändern entsprechend das linke Bein – einen halben Schritt nach hinten gestellt. Wichtig ist eine frontale Stellung, um ggf. beide Arme (Fäuste) gegen den Angreifer einsetzen zu können.

Beide Arme werden leicht abgewinkelt vor die Brust genommen und die offenen Handflächen deutlich in Richtung des Angreifers gehalten. Dadurch signalisieren Sie dem Angreifer klar und deutlich, dass er sich von Ihnen fern zu halten hat. Durch laute und klare Ansprache „**STOPP, lassen SIE mich in Ruhe!**" geben Sie Ihrer Abwehrhaltung noch mehr Ausdruck. (Bild 1 und 2)

Sollte Ihnen ein Hilfsmittel (z.B. Kubotan) zur Verfügung stehen, dann nehmen Sie Ihre Schutzhaltung, wie in den Bildern 3 und 4 dargestellt, ein.

Stellen Sie sich grundsätzlich so auf, dass eine Flucht für Sie jederzeit möglich ist. Durch „**falsches Aufstellen**" nehmen Sie sich unter Umständen die Möglichkeit einer Flucht. (Bild 5)

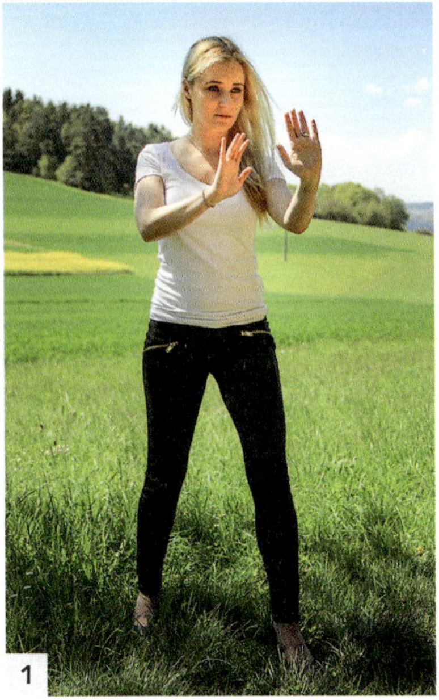
1

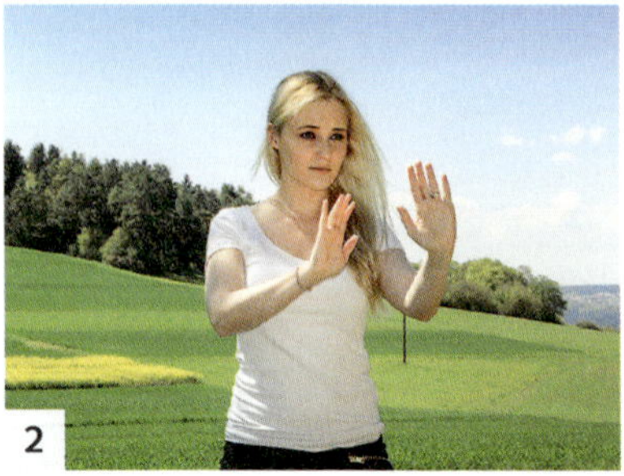
2

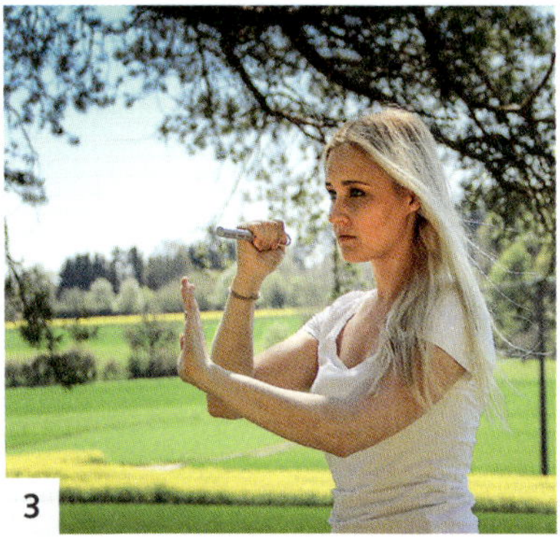
3

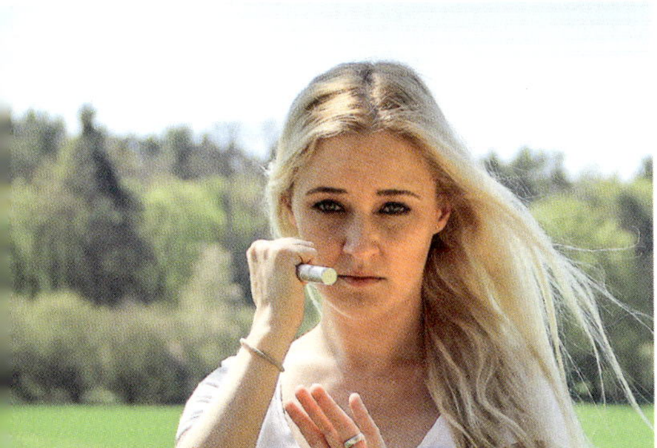
4

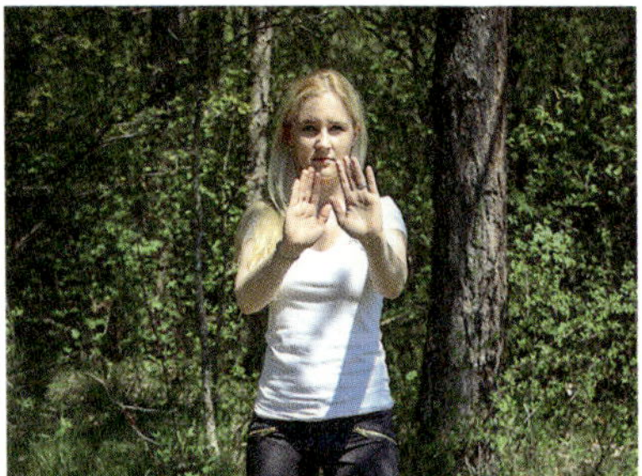
5

8.2. Schlag- und Tritttechniken

8.2.1. Schlagtechniken (Faust-, Handballenstoß)

Nehmen Sie Ihre Schutzhaltung/Verteidigungsstellung wie in Bild 1 gezeigt ein.

Führen Sie die Schläge/Handballenstöße aus der Körpermitte gezielt in Richtung des Angreifers aus. Ungeübten Frauen empfehle ich hierbei, die Schläge/Stöße mit dem Handballen und nicht mit der Faust durchzuführen. Bei ungeübten Faustschlägen besteht eine erhebliche Gefahr, dass man beim Auftreffen mit der Faust auf den Körper/Kopf abknickt und sich dabei größere Verletzungen, eventuell sogar einen Bruch des eigenen Handgelenkes zufügt.

Bei Handballenstößen hingegen ist die Gefahr einer (eigenen) Verletzung deutlich geringer. Darüber hinaus findet bei einem richtig durchgeführten Handballenstoß eine direkte Kraftübertragung aus dem Körper über den Arm, die Hand auf das Ziel beim Angreifer statt. Dadurch kann ein deutlich höherer Wirkungstreffer beim Angreifer erzielt werden.

Versuchen Sie, die Schläge/Stöße in einer leicht diagonalen Richtung durchzuführen. Dadurch bleibt Ihr eigener Schutz gewährleistet. (Bilder 6 und 7)

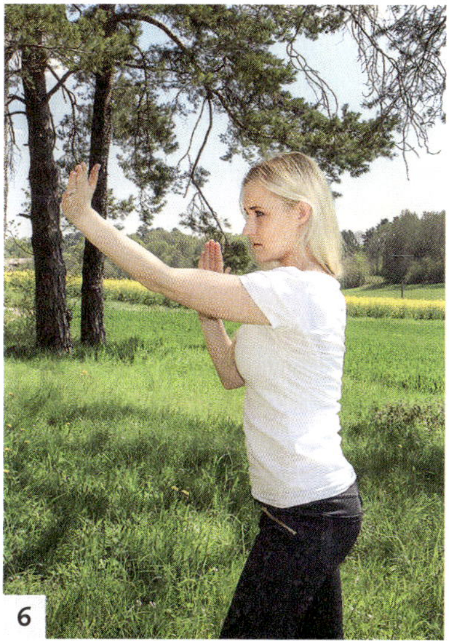

6

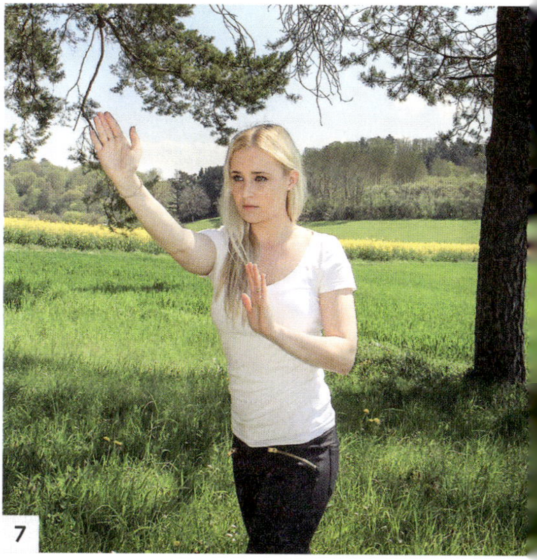

7

8.2.2. Ellenbogenstoß

Wurde Ihr Sicherheitsabstand vom Angreifer bereits unterlaufen, sodass Sie keine deutlichen Wirkungstreffer mehr mit den Fäusten/Handballen erzielen können, kann ein Ellenbogenstoß zum Kopf, Hals etc. zur Verteidigung äußerst wirkungsvoll sein.

Versuchen Sie dabei, Ihren Angreifer am Hals, Hinterkopf zu greifen und an sich heranzuziehen. Gleichzeitig führen Sie mit dem anderen Arm einen Ellenbogenstoß aus. (Bilder 8 und 9)

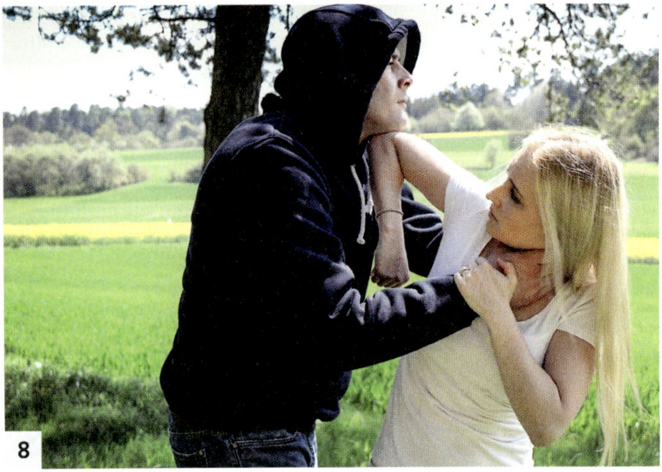

8

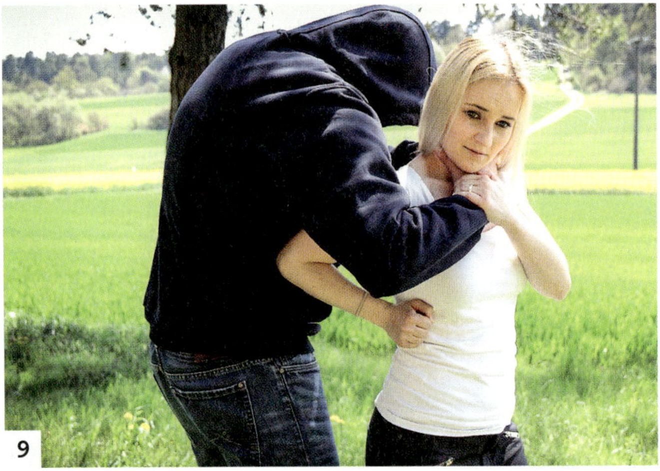

9

8.2.3. Tritttechniken/Kniestoß

Nehmen Sie Ihre Schutzhaltung/Verteidigungsstellung wie in Bild 10 gezeigt ein.

Beim Treten ist unbedingt darauf zu achten, dass Sie einen sicheren Stand (Schutzhaltung/-stellung) haben. Ein Fußtritt ist nur dann wirklich effektiv, wenn er kraftvoll ausgeführt werden kann. Daher ist ein sicherer Stand unbedingt erforderlich.

Erfahrungsgemäß werden die „wirkungsvollen" Fußtritte mit dem hinteren (starken) Bein durchgeführt. Wählen Sie Ihre Schutzhaltung daher so, dass Ihr starkes Bein hinten steht. Beim Rechtshänder das rechte und beim Linkshänder entsprechend das linke Bein.

Um Ihren Angreifer schnellstmöglich „kampfunfähig" machen zu können, sind spektakuläre Tritte zum Kopf o. Ä. nicht unbedingt zu empfehlen. Da es sich bei den meisten „Opfern" in der Regel um kampfsportunerfahrene Personen handelt, empfehle ich ausschließlich Fußtritte zum Schienbein, Unterbauch/Genitalien. (Bilder 10 – 14)

Bei geeignetem Schuhwerk kann ein Tritt mit der Schuhspitze gegen das Schienbein des Angreifers oft sehr wirksam sein. (Bild 13)

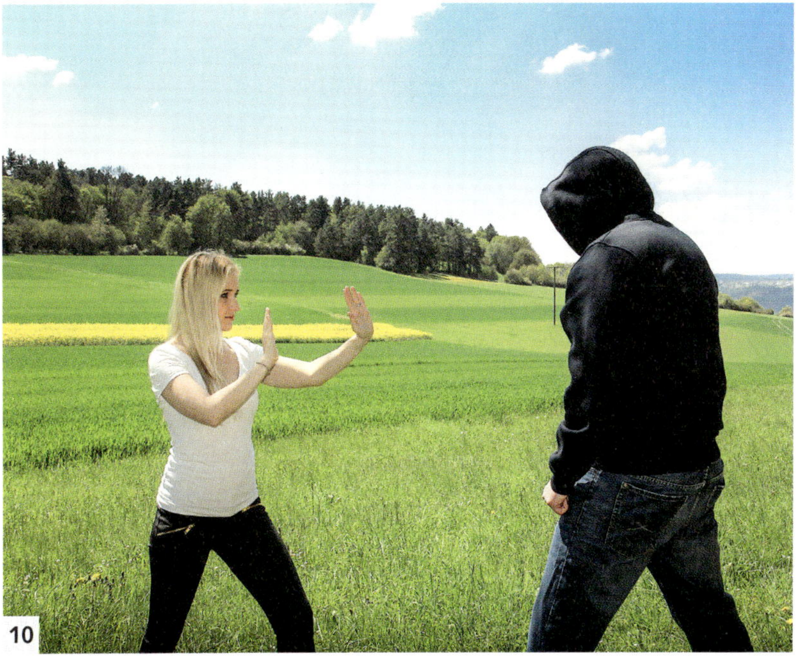

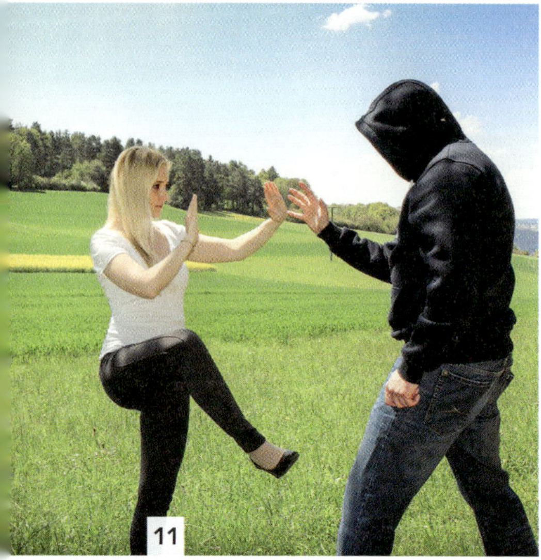
11

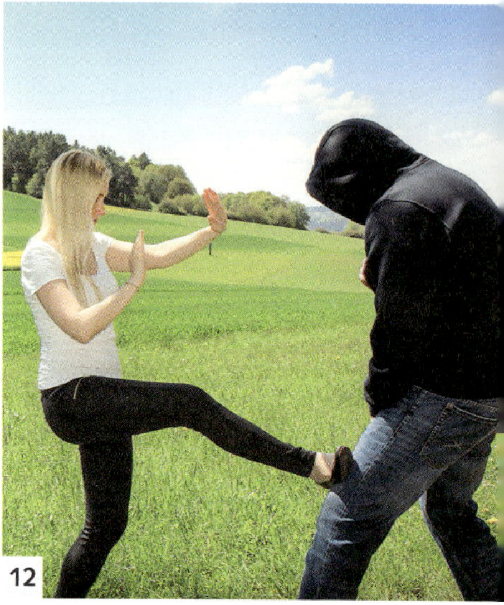
12

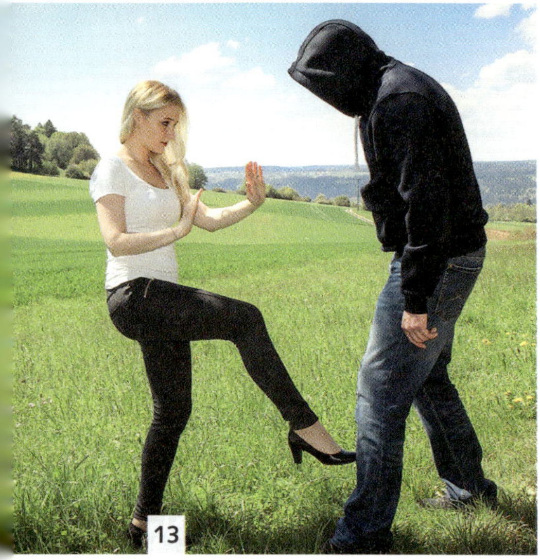
13

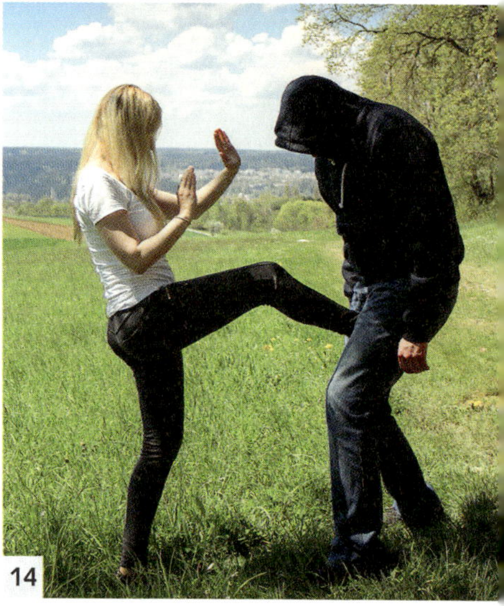
14

Sollte die Distanz für einen Fußtritt bereits unterschritten worden sein, kann ein Kniestoß in die Genitalien/Unterleib – selbst bei weiblichen Tätern –, ggf. auch an den Kopf, den Angriff sofort beenden. Hierbei ist zu beachten, dass Sie sich einen sicheren Stand suchen und den Angreifer an dessen Oberkörper/Genick oder Hinterkopf an sich heranziehen und dann mit voller Kraft den Kniestoß durchführen. (Bilder 15 und 16).

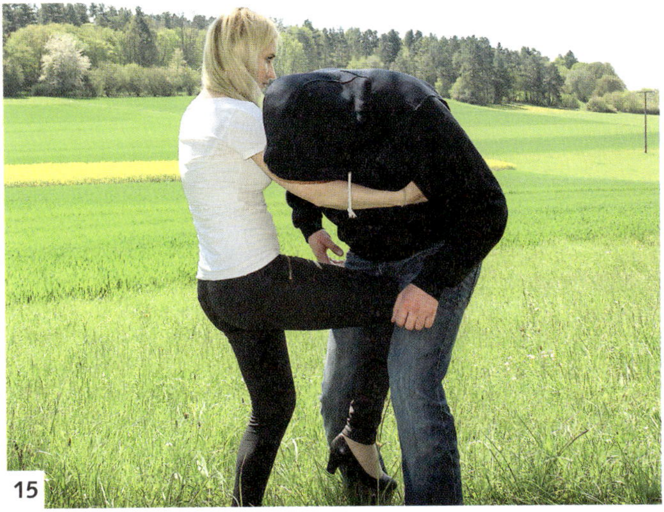

15

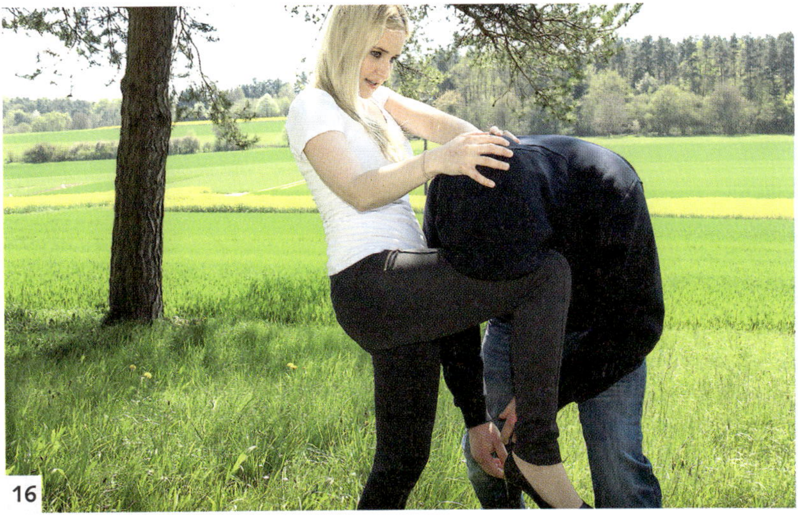

16

8.3. Abwehr gegen den „Haarzug“

8.3.1. Haarzug von vorne

Werden Sie von Ihrem Angreifer an den Haaren gepackt, ist ein sofortiges Handeln Ihrerseits erforderlich. In der Regel versucht der Täter, Sie gleichzeitig noch in eine bestimmte Richtung/Position zu ziehen. (Bild 17)

Ergreifen Sie mit Ihren beiden Händen die Hand des Angreifers, mit der er Sie an den Haaren hält und pressen Sie diese Hand an Ihren Kopf. (Bild 18)

Durch den Druck, den Sie auf die Hand des Angreifers bringen, kann dieser seine Hand nicht mehr bzw. nur sehr schwer öffnen oder wegziehen.

Versuchen Sie nun, in einer ruckartigen Abwärtsbewegung – unter Beibehaltung des Drucks auf die Hand des Angreifers – einen Schritt nach hinten zu machen. (Bild 18)

Durch diese ruckartige Abwärtsbewegung in Verbindung mit dem Schritt nach hinten können Sie den Griff an Ihren Haaren lösen.

Mit einem nun folgenden Tritt in die Genitalien/Unterbauch des Angreifers können Sie den Angriff vollständig beenden. (Bild 19)

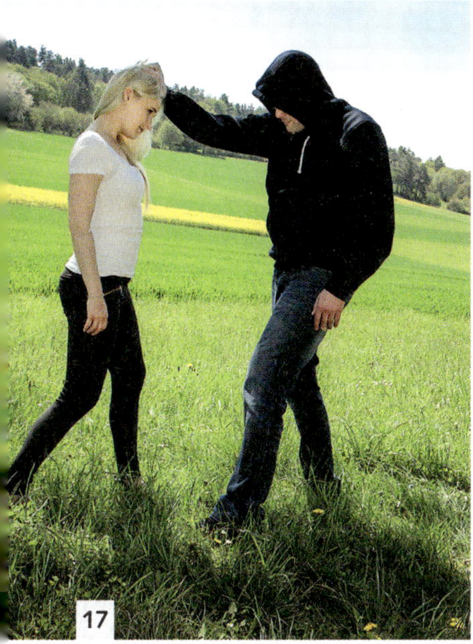
17

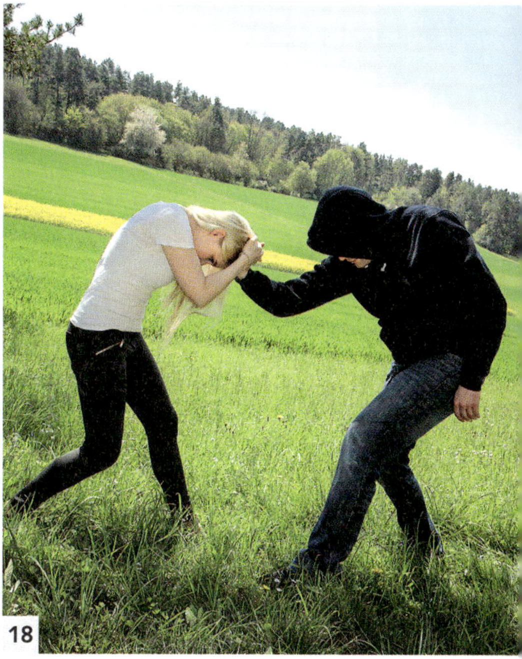
18

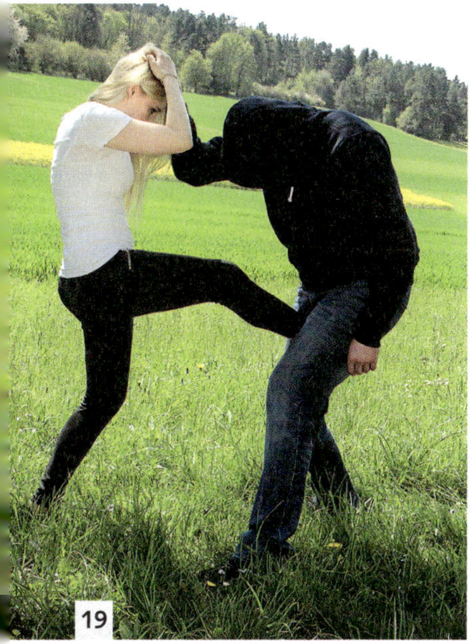
19

8.3.2. Haarzug von hinten/seitlich

Erfolgt der Angriff seitlich oder von hinten, werden Sie in der Regel in Richtung des Angreifers gezogen.

In diesem Fall geben Sie dem Zug des Angreifers nach, indem Sie einen kleinen Schritt (rückwärts) in Richtung des Angreifers machen. (Bilder 20 und 21)

Gleichzeitig heben Sie beide Arme auf Schulterhöhe an und drehen sich in Richtung des Angreifers. (Bilder 21 und 22)

Durch die Rotationsbewegung können Sie die Hand des Angreifers lösen bzw. blockieren, mit der er Sie an den Haaren zieht. Drehen Sie so weit in Richtung des Angreifers, bis Sie die Möglichkeit sehen, einen Handballenstoß in Richtung dessen Kopf ausführen zu können. (Bilder 23 und 24)

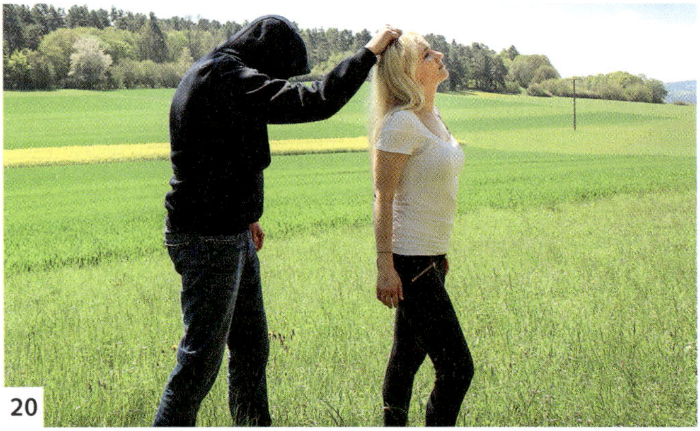

20

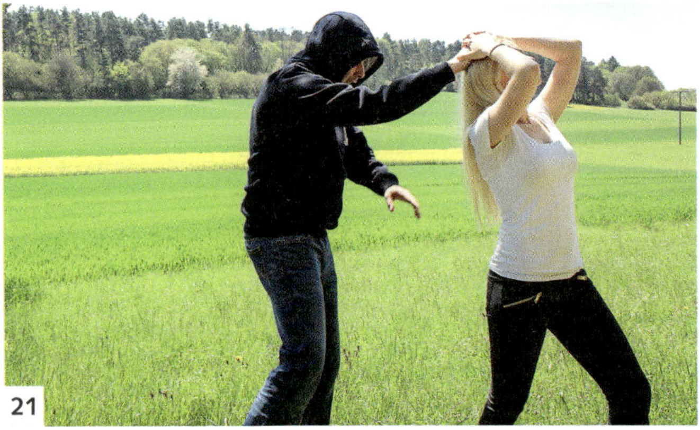

21

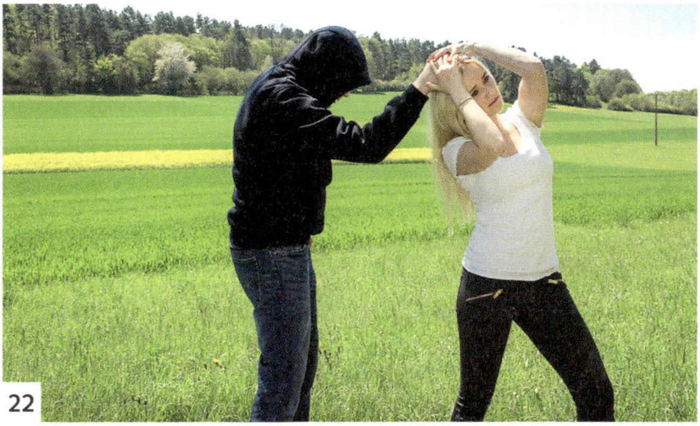

22

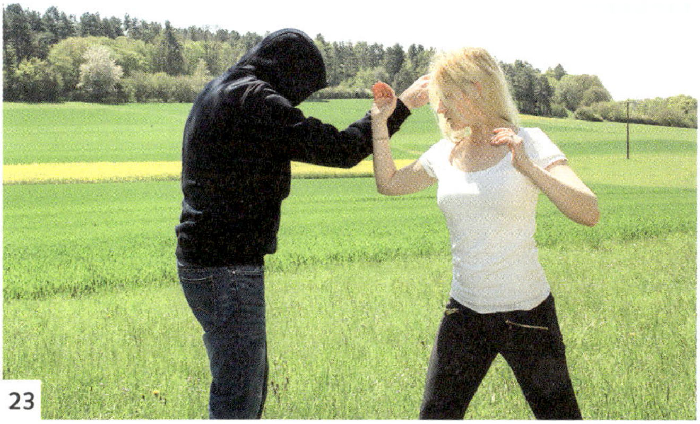

23

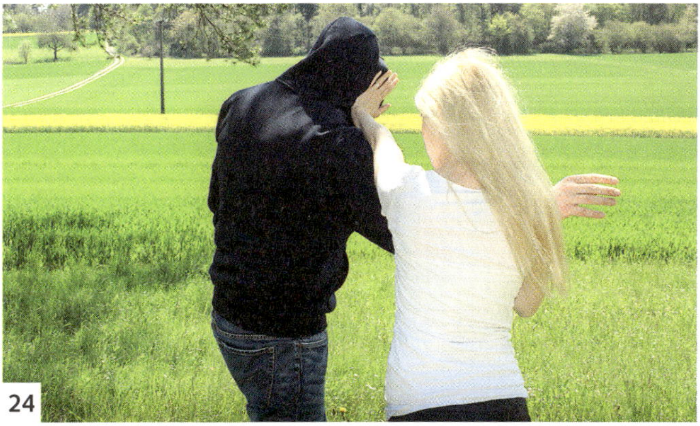

24

8.4. Abwehr gegen Würgeangriffe

Würgeangriffe gehören für mich zu den gefährlichsten Angriffen überhaupt, da sie bei richtiger Ausführung eine lebensbedrohliche Situation darstellen.

Wird ein Würgeangriff richtig ausgeführt, verbleiben Ihnen – je nach Statur und körperlicher Verfassung – ca. 2 – 5 Sekunden, um zu reagieren. Danach wird die Blutzufuhr zum Gehirn unterbrochen und es tritt eine vollständige Handlungs- und Verteidigungsunfähigkeit ein.

8.4.1. Würgen von vorne

Durch das Hochziehen der Schultern wird der Würgedruck auf den Kehlkopf und die Halsschlagadern verringert, jedoch **nicht** unterbrochen. (Bilder 25 und 26)

Ergreifen Sie mit der rechten oder linken Hand von außen das Handgelenk des Angreifers. (Bild 27)

Drehen Sie nun Ihren Oberköper in einer ruckartigen Bewegung auf die Seite, von der Sie das Handgelenk des Angreifers ergriffen haben. (Bild 28)

Diese Drehbewegung in Verbindung mit dem Handballenstoß zum Kopf des Angreifers sollte den Würgeangriff gelöst haben. (Bild 28 und 29)

Sollte es Ihnen möglich sein, ein Hilfsmittel als Verteidigung einzusetzen (Kubotan), können die folgenden Techniken einen Angriff ggf. sofort beenden. (Bilder 30 – 32)

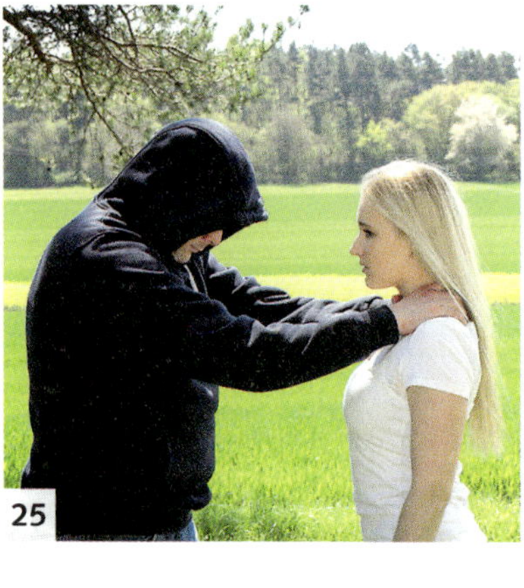

25

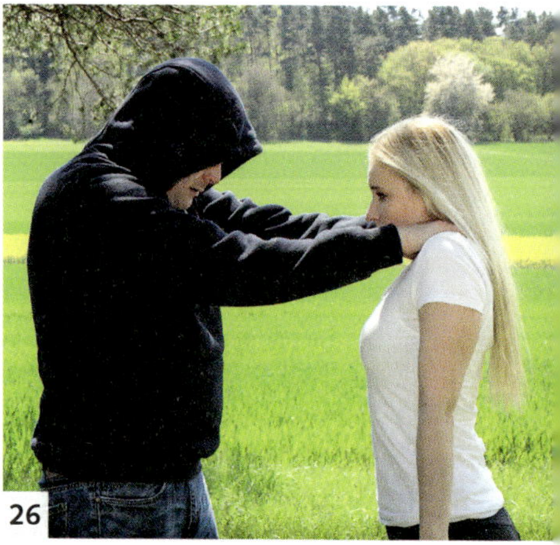

26

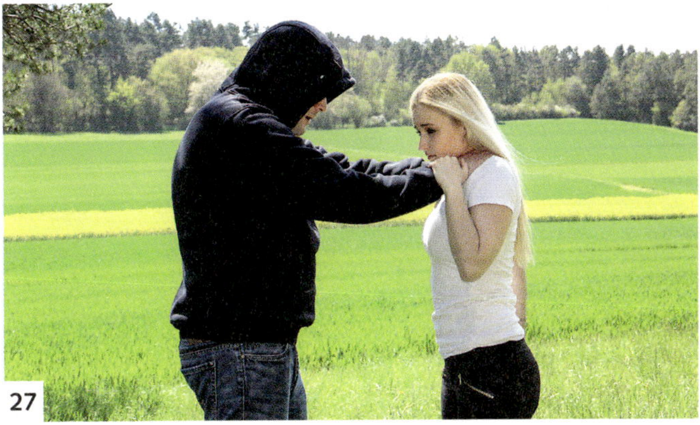

27

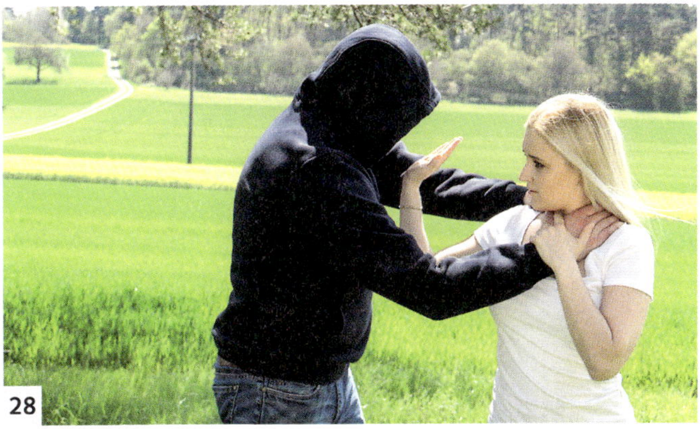

28

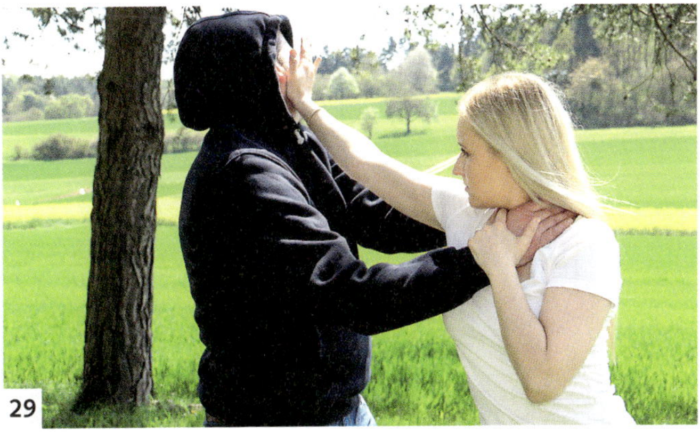

29

Alternative Abwehrmöglichkeit mit Kubotan

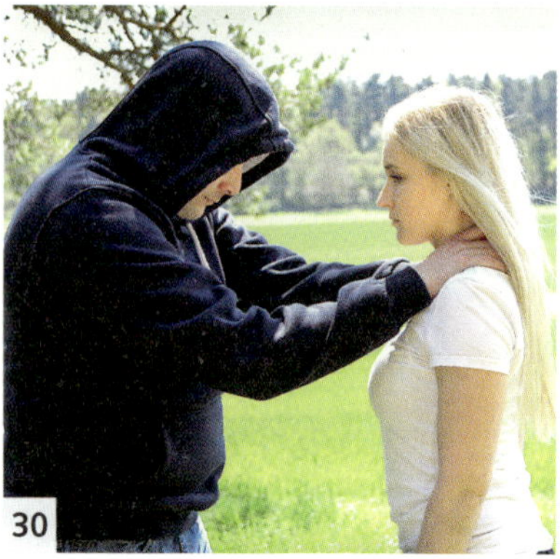

30

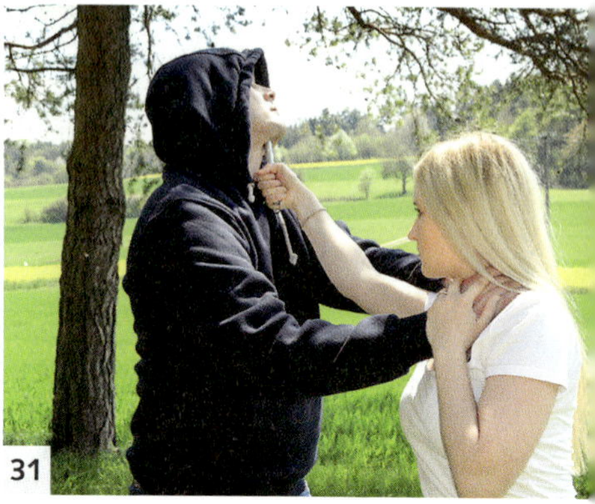

31

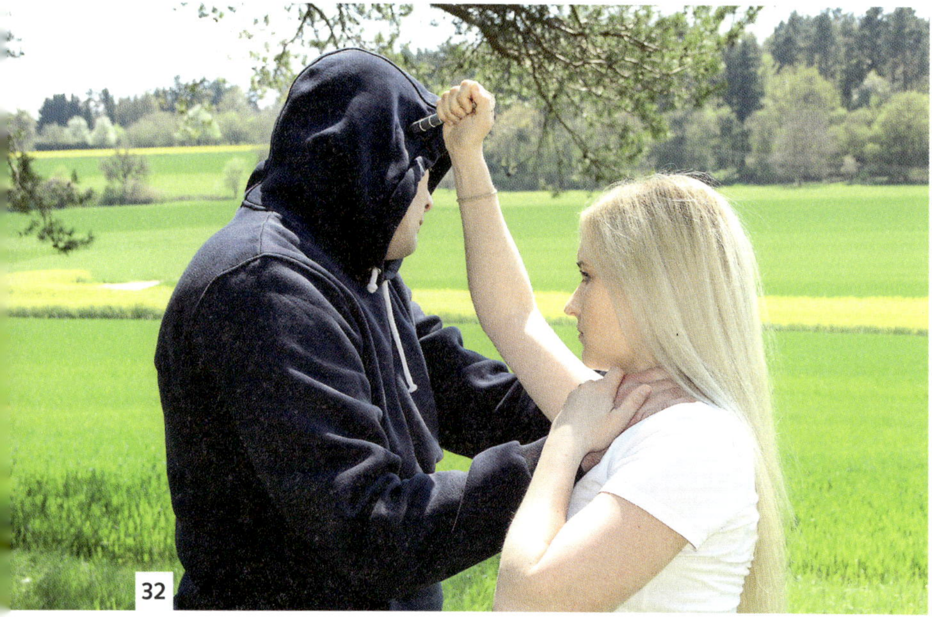

32

8.4.2. Würgen von der Seite

Die folgende Bilderserie zeigt verschiedene Abwehrmöglichkeiten von der linken und rechten Seite. Alle Abwehrmöglichkeiten können natürlich auch auf beiden Seiten entsprechend angewendet werden.

Ausgangslage ist jeweils ein Würgeangriff von der Seite. Der Angreifer steht seitlich zu Ihnen und ergreift Sie mit beiden Händen am Hals. Auch bei dieser Variante des Würgeangriffs besteht eine akute Lebensgefahr, da sowohl der Kehlkopf als auch die Halsschlagadern des „Opfers" abgedrückt werden. (Bild 33)

Um den Druck des Angriffes auf den Hals mindern zu können, ziehen Sie ruckartig beide Schultern nach oben. (Bild 34)

Ergreifen Sie gleichzeitig mit Ihrer äußeren Hand die Hand des Angreifers, die sich nicht zwischen Ihnen und dem Angreifer befindet, von vorne an dessen Handgelenk. (Bild 35)

In einer nun folgenden ruckartigen Drehbewegung vom Angreifer weg (nach hinten) wird der Würgeangriff am Hals gelöst. (Bild 36)

Durch Ellenbogenstöße, z.B. zum Oberkörper oder zum Kinn/Kopf des Angreifers, können Sie den Angriff beenden. (Bilder 36 – 41)

Alternativ können Sie für die Schlagtechniken auch einen Kubotan einsetzen.

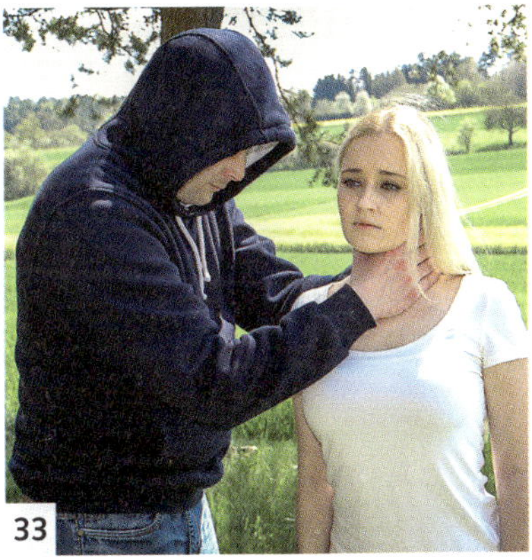

33

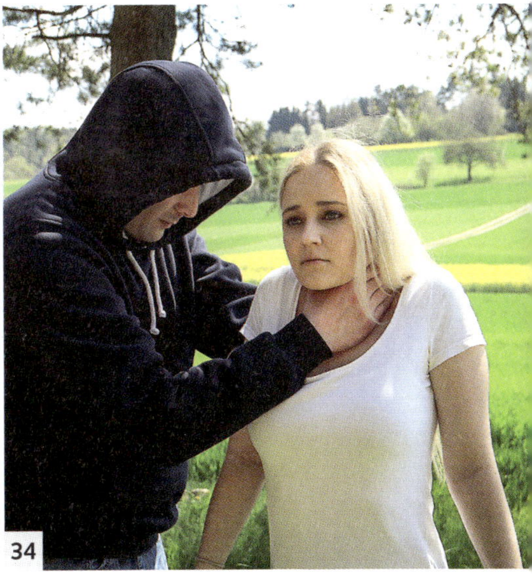

34

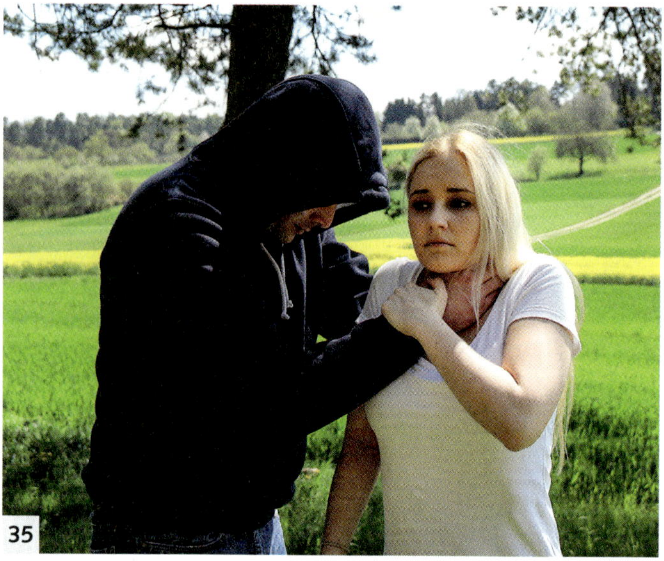

35

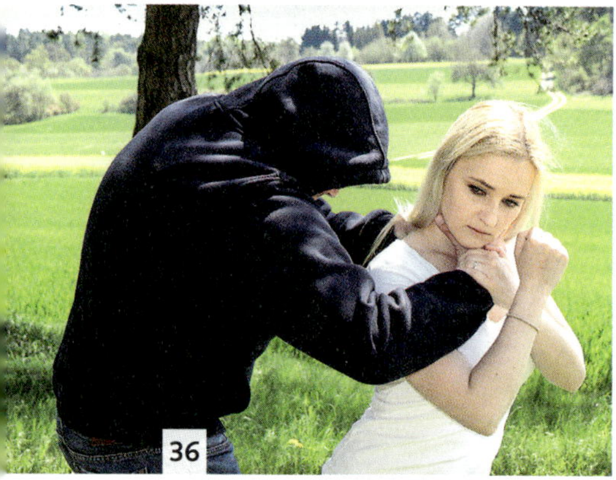

36

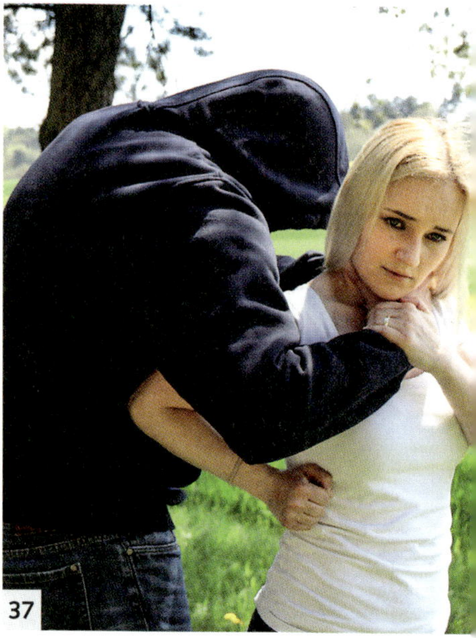

37

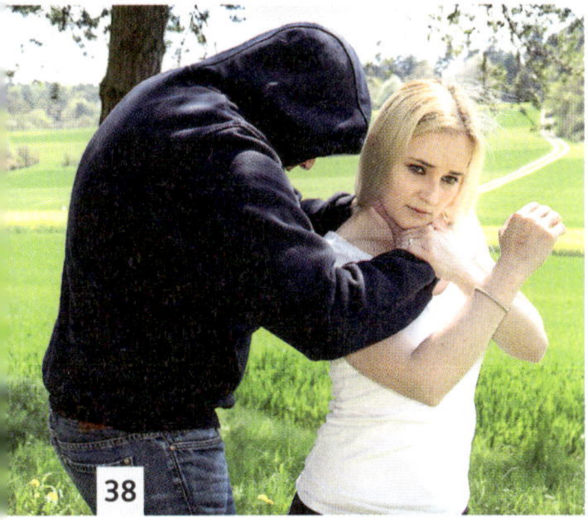
38

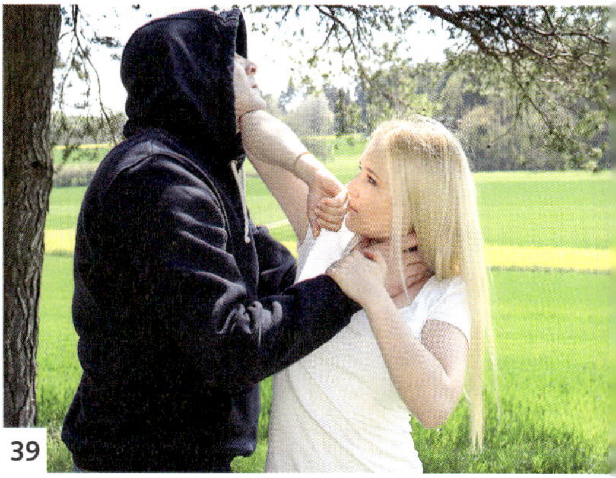
39

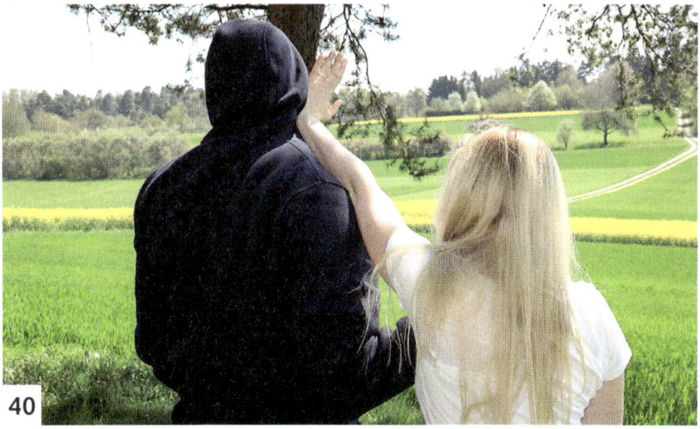
40

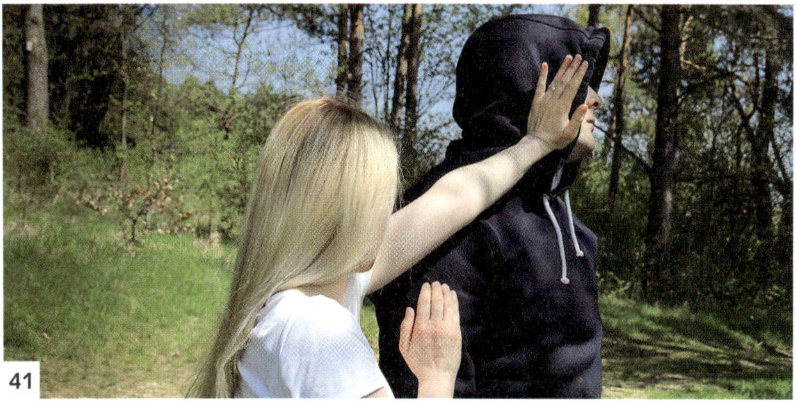
41

8.5. Abwehr gegen Umklammerung

Bei dieser Art von Angriff wird der Täter in der Regel versuchen, Sie schnellstmöglich auf den Boden zu bringen bzw. Sie in Ihrer Handlungs-, Bewegungsfreiheit erheblich einzuschränken.

8.5.1. Umklammerung von vorne

Sie werden vom Angreifer von vorne umklammert und Ihre Arme werden dabei mit festgehalten. (Bild 42)

Durch einen kurzen heftigen Tritt gegen das Schienbein des Angreifers kann die Umklammerung „leicht" gelockert werden. (Bilder 43 und 44)

Schieben Sie in einer ruckartigen Bewegung beide Arme nach oben und machen Sie gleichzeitig einen kleinen Schritt nach hinten. (Bild 45)

Halten Sie sich am Rücken des Angreifers fest und ziehen diesen mit beiden Armen in Ihre Richtung. Gleichzeitig stoßen Sie Ihr Knie mit voller Kraft in den Unterbauch/in die Genitalien des Angreifers. (Bild 46)

Mit einem daraufhin folgenden beidhändigen Handballenstoß gegen den Brustkorb des Angreifers können Sie diesen von sich weg stoßen. (Bilder 47 und 48)

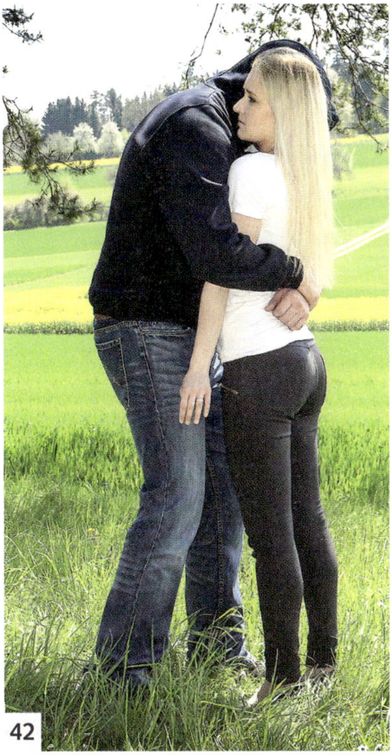
42

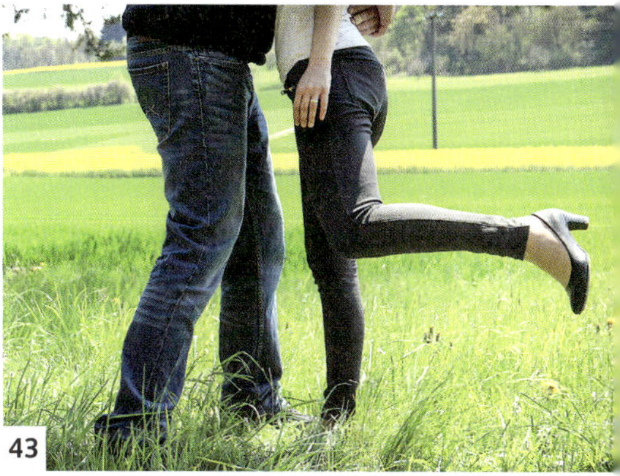
43

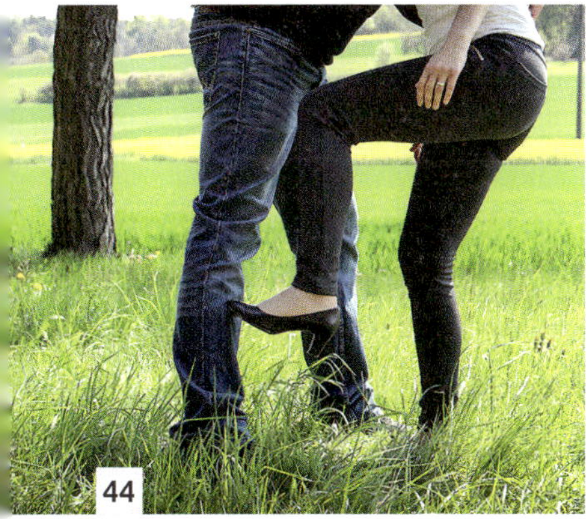
44

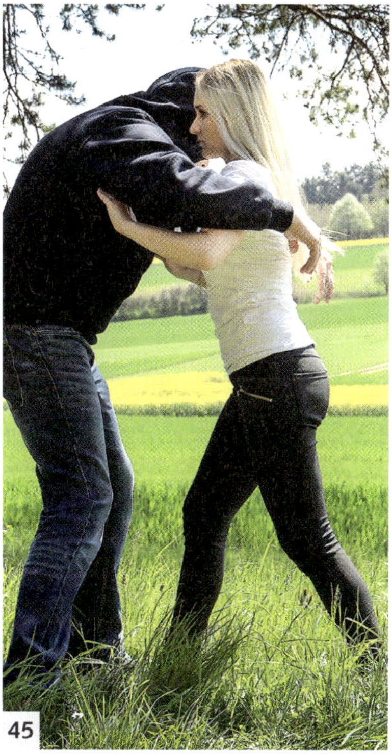
45

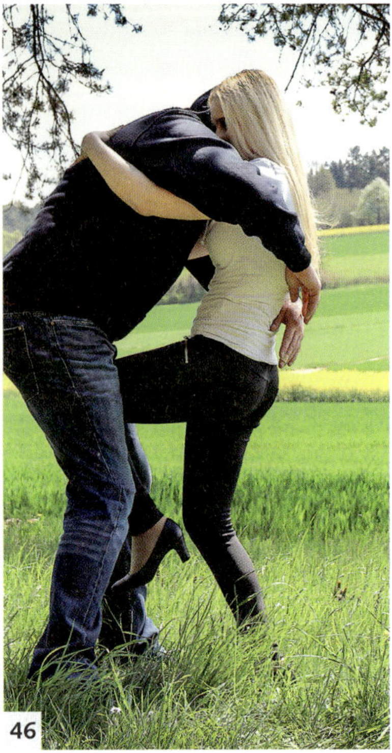

46

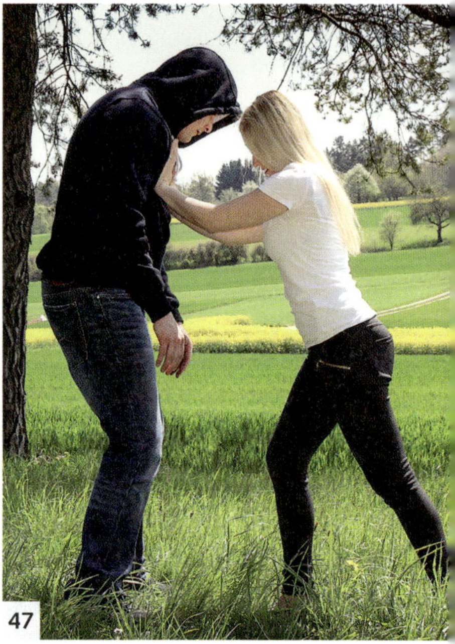

47

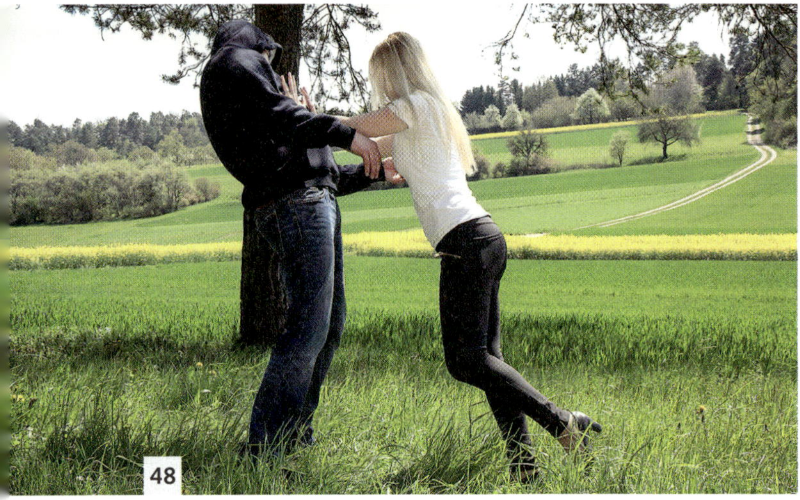

48

8.5.2. Umklammerung von der Seite

Auch bei dieser Art der Umklammerung versucht der Angreifer, Sie schnellstmöglich in eine unstabile Lage (meistens Rückenlage auf dem Boden) zu bringen. (Bild 49).

Da Ihre Arme vom Angreifer zunächst blockiert werden, können Sie dennoch mit dem Handrücken der dem Angreifer zugewandten Hand einen kurzen Schlag in die Genitalien des Angreifers ausführen. (Bilder 50 und 51)

Die dadurch eintretende Schockreaktion des Angreifers können Sie für sich nutzen, indem Sie sich frontal zum Angreifer drehen, sodass Sie ihm mit dem Knie in die Genitalien stoßen können. (Bilder 52 und 53)

Mit einem abschließenden beidhändigen Handballenstoß auf den Brustkorb des Angreifers können Sie den Angriff beenden. (Bild 54)

Eine weitere Möglichkeit zur Verteidigung bei einem solchen Angriff wird in der Bildserie 55 – 59 dargestellt.

Hierbei lockern Sie zunächst durch einen Ellenbogenstoß in die Magengrube des Angreifers dessen Umklammerung, während Sie direkt im Anschluss daran einen weiteren Ellenbogenstoß zum Kinn/Kopf des Angreifers durchführen. (Bilder 56 und 57)

Im Anschluss daran kann der Angreifer wie bereits dargestellt durch einen beidhändigen Handballenstoß weggestoßen werden. (Bilder 58 und 59)

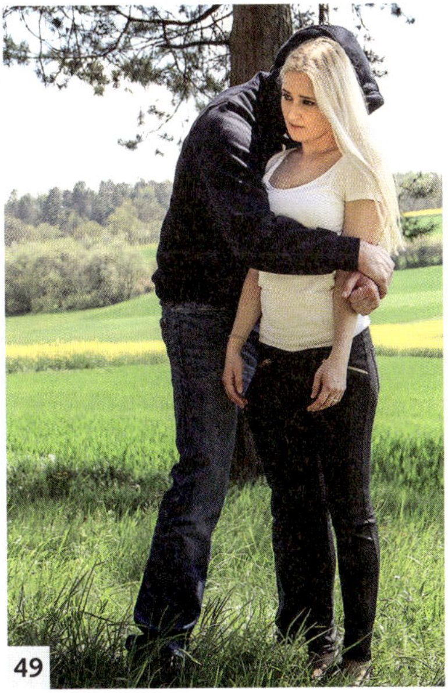

49

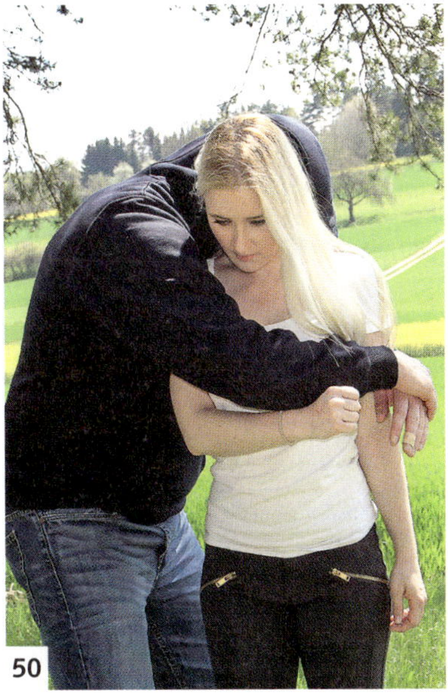

50

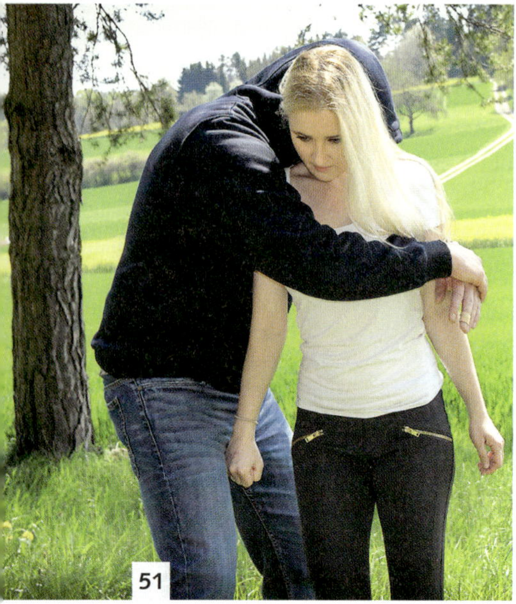
51

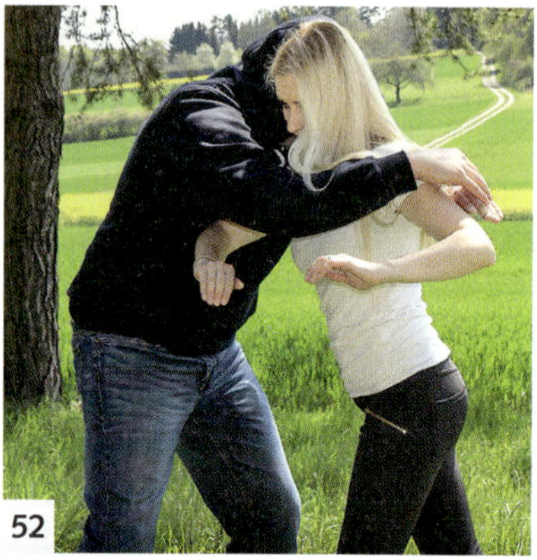
52

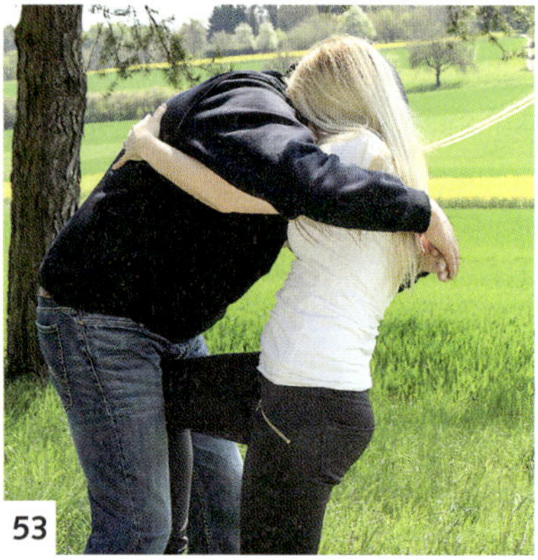
53

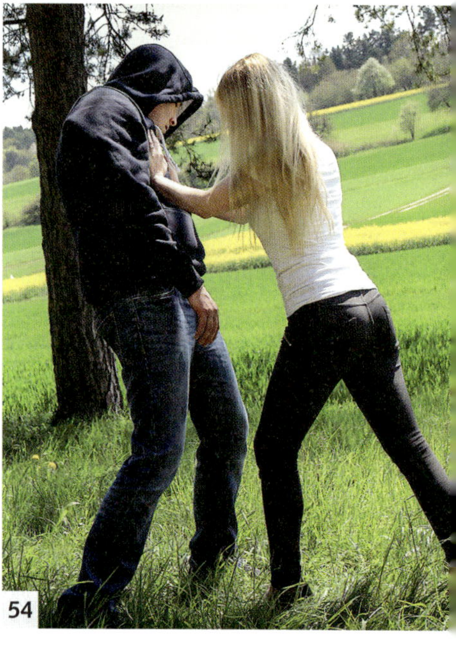
54

Alternative Abwehrhmöglichkeit

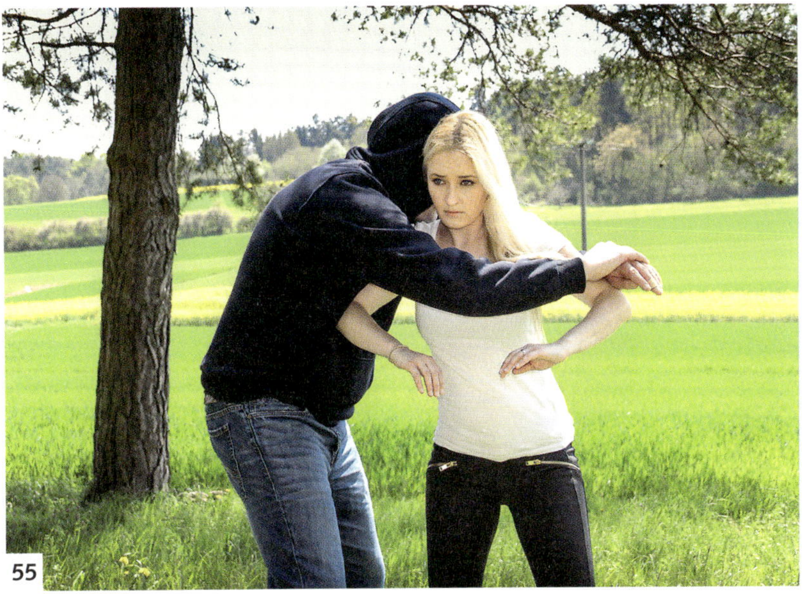

55

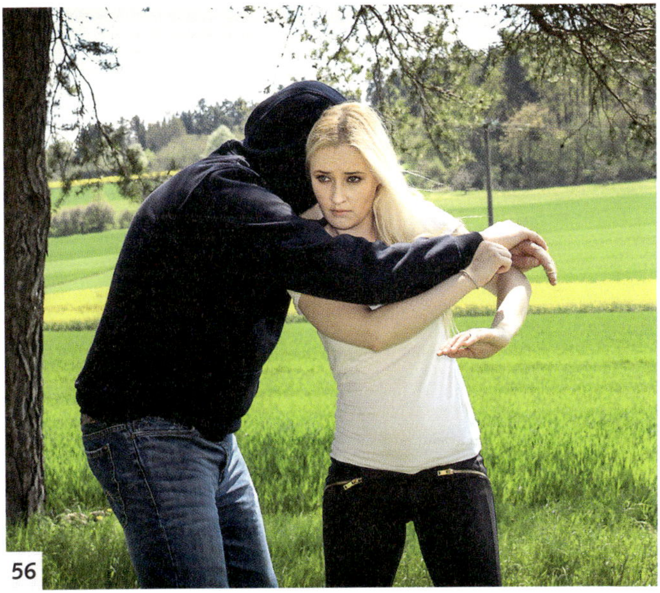

56

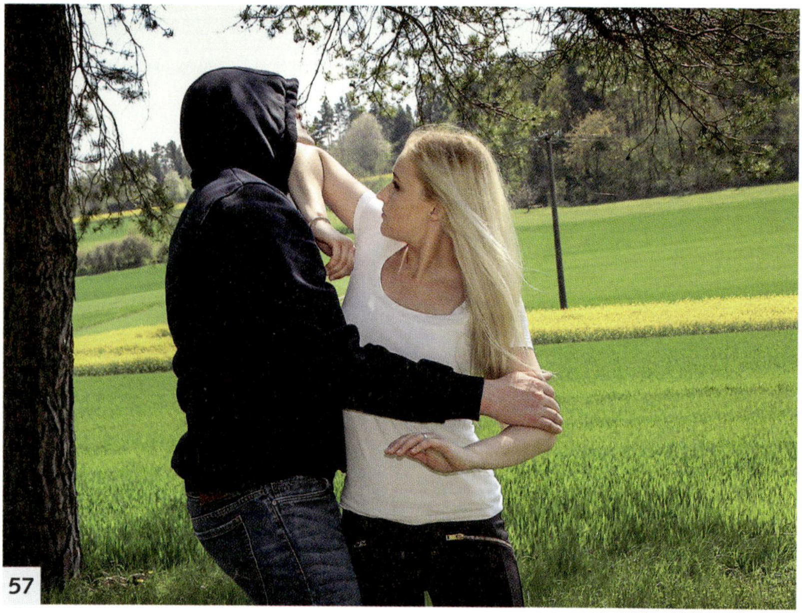

57

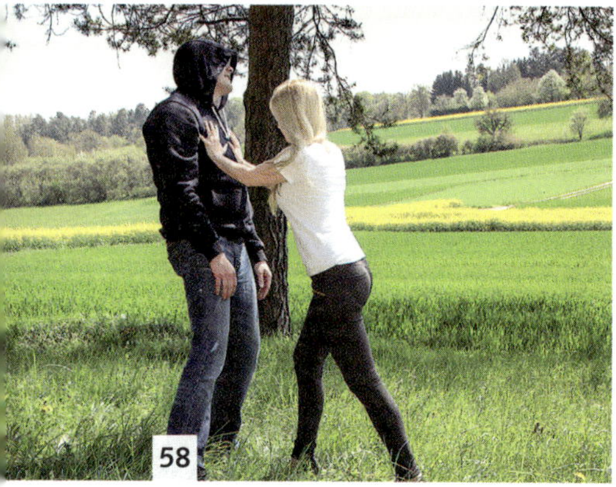

58

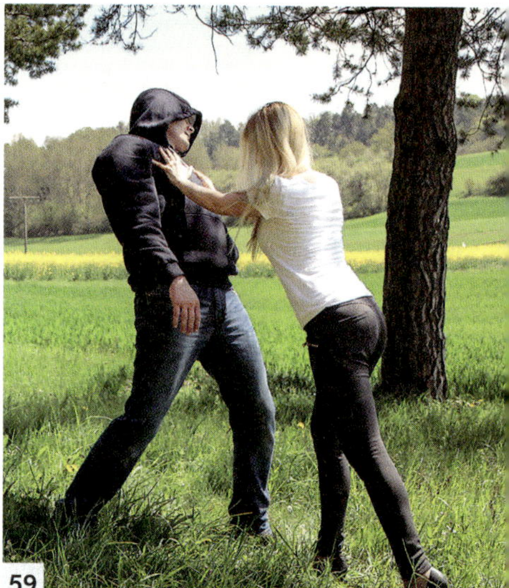

59

8.5.3. Umklammerung von hinten

Auch bei dieser Art der Umklammerung werden Sie in Ihrer Bewegungsfreiheit deutlich eingeschränkt, da Ihre beiden Arme vom Angreifer zunächst blockiert werden. (Bild 60)

Durch einen gezielten Tritt gegen das Schienbein des Angreifers mit der Außenkante Ihres Schuhs (alternativ mit dem Absatz von hohen Schuhen) wird die Umklammerung gelockert. (Bilder 61 und 62)

Machen Sie nun einen ruckartigen Schritt nach vorne und heben Sie gleichzeitig Ihre beiden Arme nach oben, um die Umklammerung vollständig zu lösen. (Bild 63)

Drehen Sie sich nun in Richtung des Angreifers und führen gleichzeitig einen Ellenbogenstoß zum Kinn/Kopf des Angreifers aus. (Bilder 64 – 66)

Mit einem direkt anschließenden Handballenstoß zum Kopf des Angreifers können Sie den Angriff beenden. (Bild 67)

Sofern Sie ein Hilfsmittel (z.B. Kubotan) zur Selbstverteidigung einsetzen können, verfahren Sie wie in der folgenden Bilderserie 68 – 71 dargestellt.

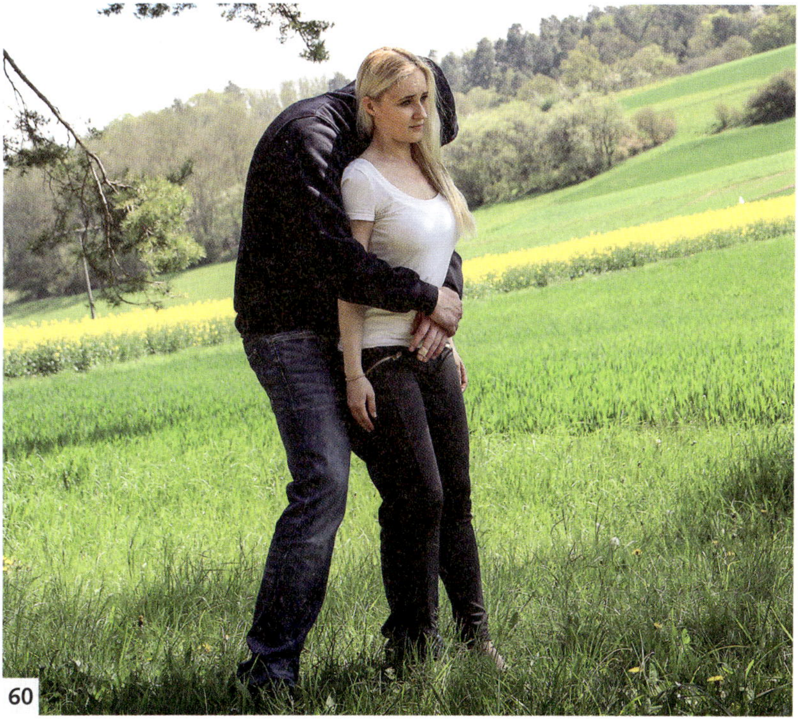

60

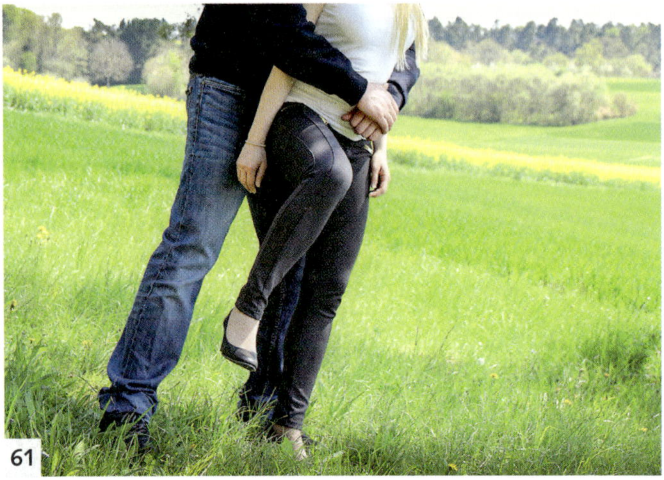

61

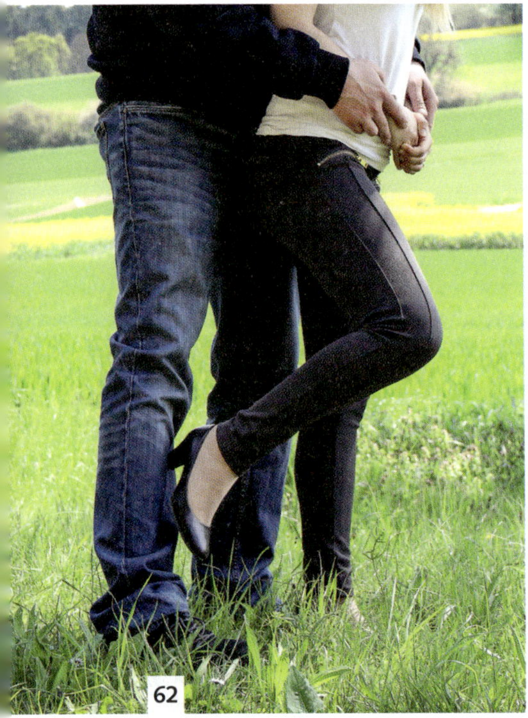

62

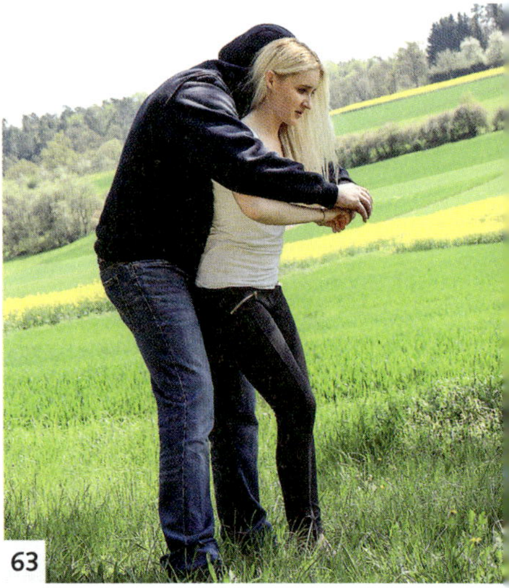

63

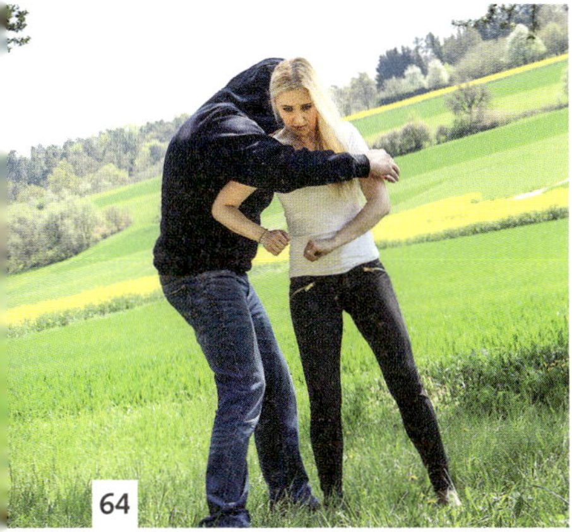
64

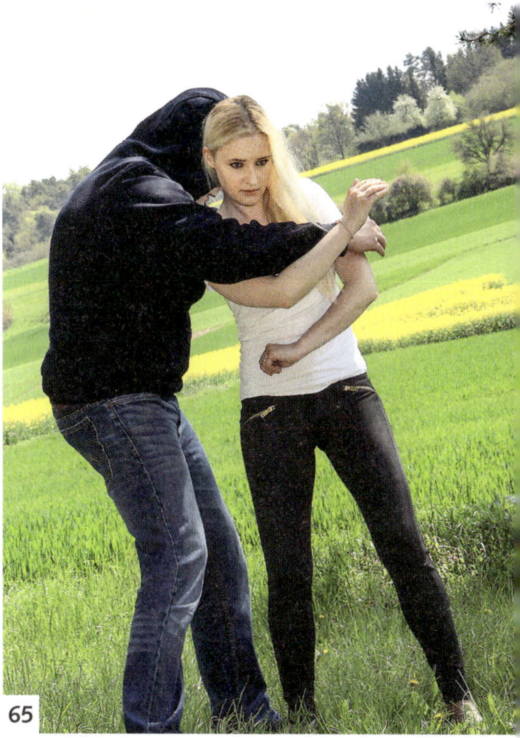
65

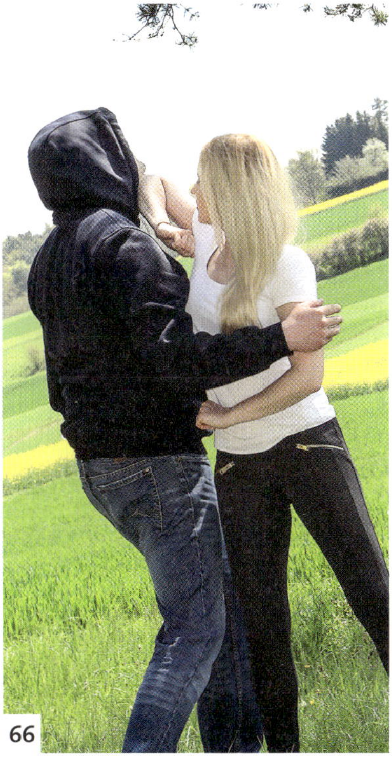
66

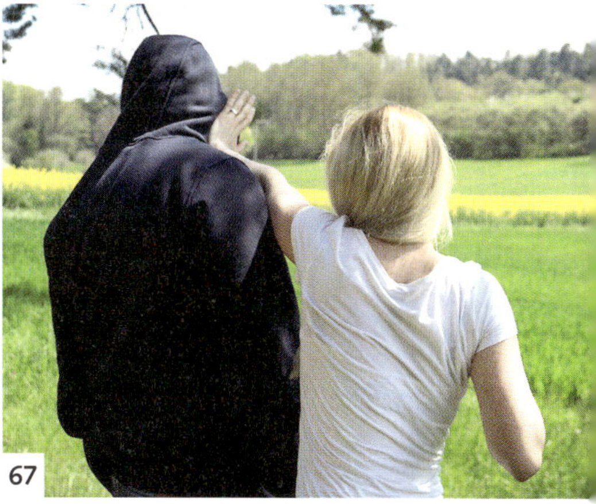
67

Abwehrmöglichkeit unter Verwendung eines Hilfsmittels (Kubotan)

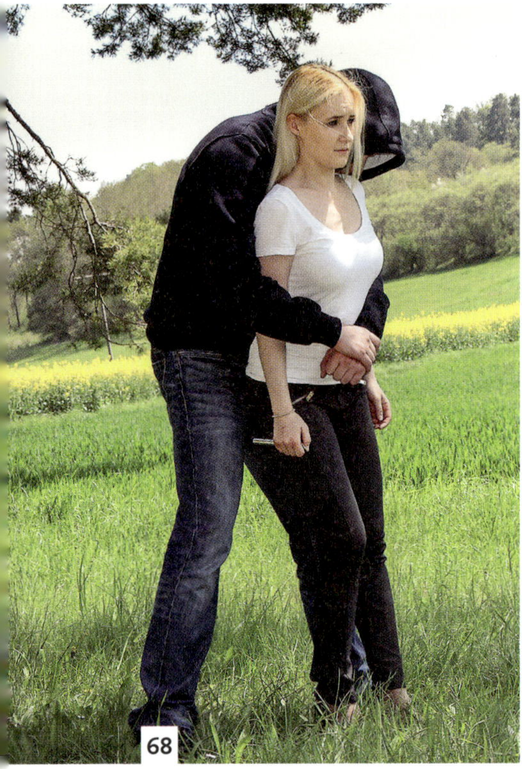

68

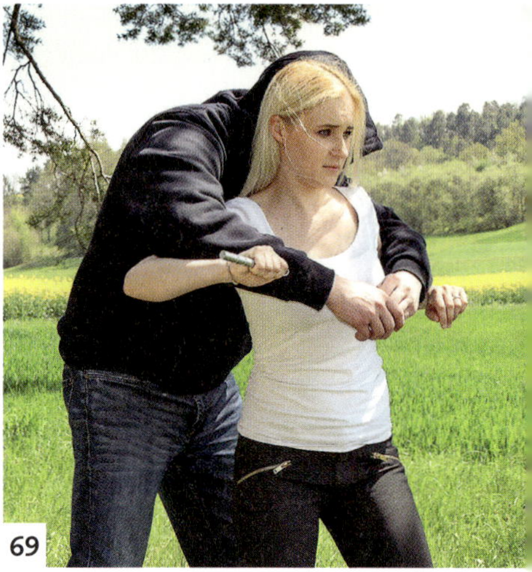

69

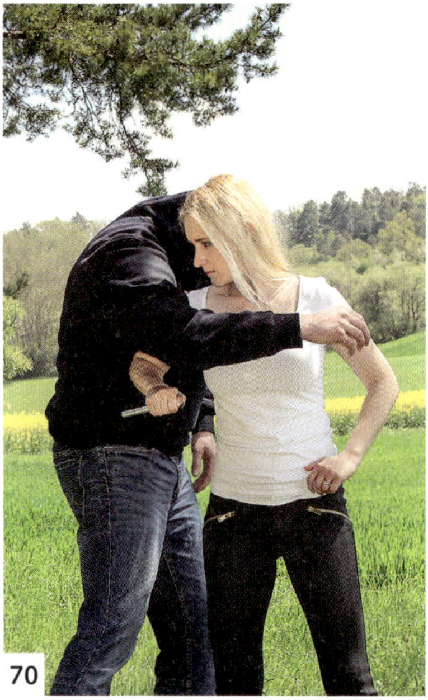

70

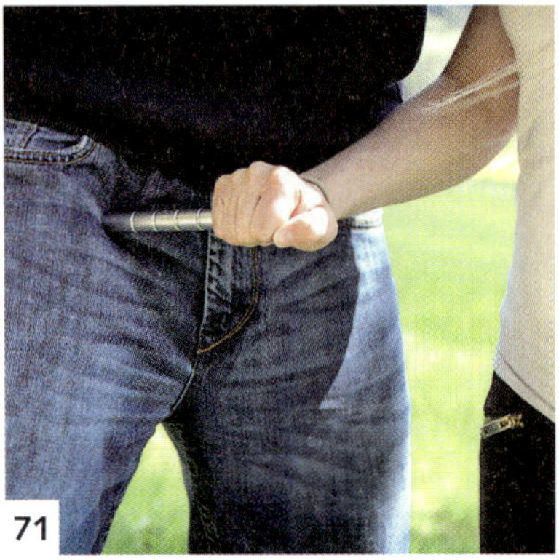

71

8.6. Abwehr gegen den Genickhebel (Schwitzkasten)

Der Genickhebel zählt für mich mit zu den gefährlichsten Angriffsarten überhaupt, da er – wie die Würgeangriffe – nur wenig Zeit zum „richtigen“ Reagieren lässt.

Durch die Art und Ausführung des Genickhebels wirken extreme hohe Kräfte auf den Hals/das Genick, sodass hierbei eine relative schnelle Handlungsunfähigkeit bei Ihnen entstehen kann.

Es ist daher speziell bei dieser Art der Angriffe ein entschlossenes und kompromissloses Handeln Ihrerseits erforderlich.

8.6.1. Genickhebel von der Seite

Der Angreifer nähert sich von der Seite an Sie heran und umschließt mit seinem Arm Ihren Hals/Ihr Genick. (Bild 72)

Gleichzeitig wird der Angreifer versuchen, Sie in einer Zugbewegung nach vorne vor sich in Richtung Boden zu ziehen. (Bild 73)

Geben Sie der Zugbewegung des Angreifers nach, indem Sie mit Ihrem äußeren Bein einen Schritt nach vorne vor den Angreifer machen. (Bild 73)

Gleichzeitig Schlagen/Stoßen Sie mit Ihrer äußeren Hand/Faust in die Genitalien des Angreifers und lösen damit den Genickhebel. (Bilder 73 und 74)

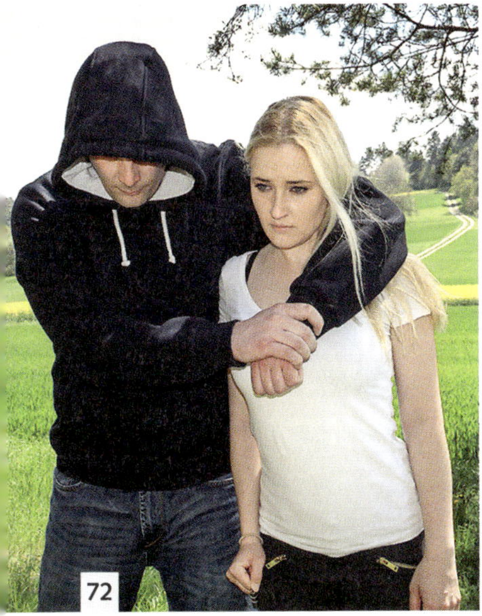

72

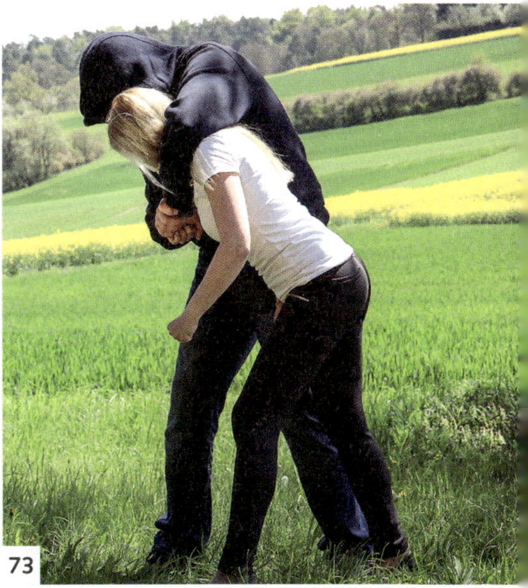

73

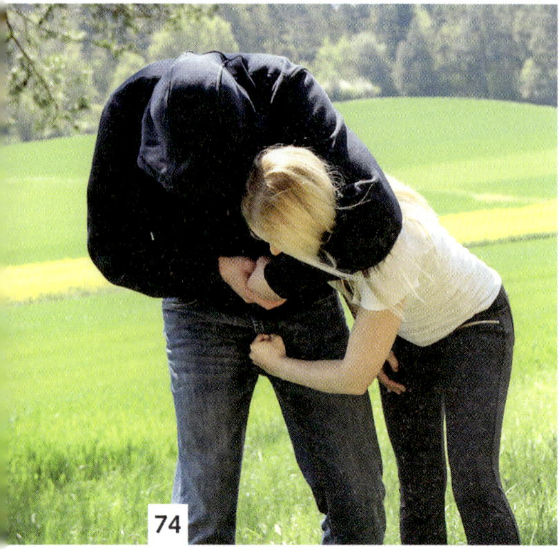
74

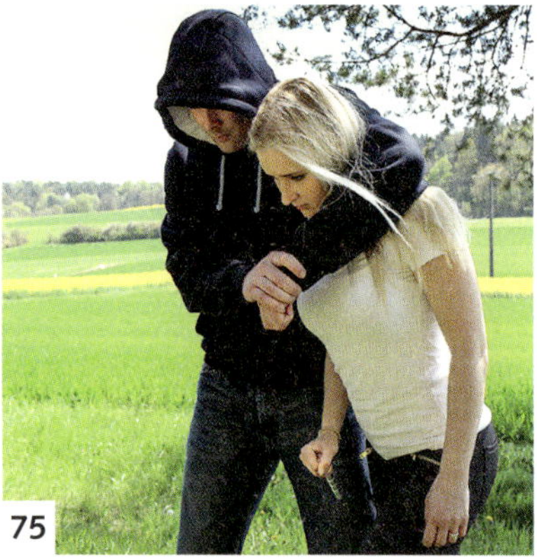
75

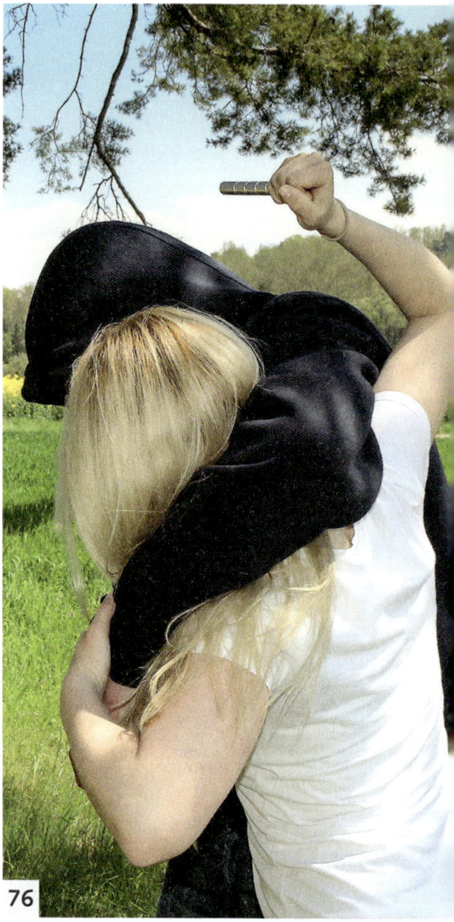
76

Sollten Sie ein Hilfsmittel (z.B. Kubotan) zur Selbstverteidigung einsetzen können, geben Sie ebenfalls der Zugbewegung des Angreifers nach vorne nach, indem Sie einen Schritt vor den Angreifer machen. (Bilder 75 und 76)

Nehmen Sie nun Ihr Kubotan in die dem Angreifer zugewandte Hand und legen diese von außen auf den Arm des Angreifers. (Bild 76)

Drücken oder stoßen Sie mit voller Wucht das Kubotan gegen die Halsschlagader des Angreifers.

Durch den Druck auf die Halsschlagader des Angreifers wird der Angriff sofort unterbrochen und er wird handlungsunfähig. Dadurch ergibt sich für Sie die Möglichkeit, den Genickhebel zu lösen. (Bilder 77 und 78)

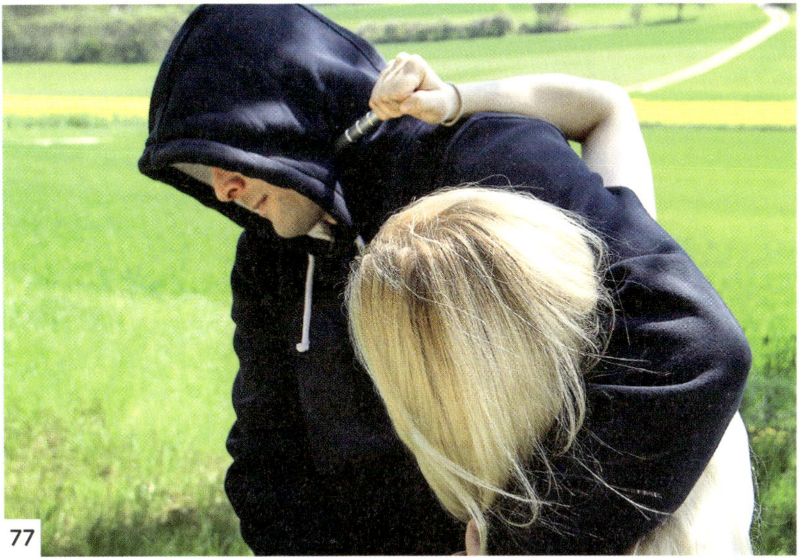

77

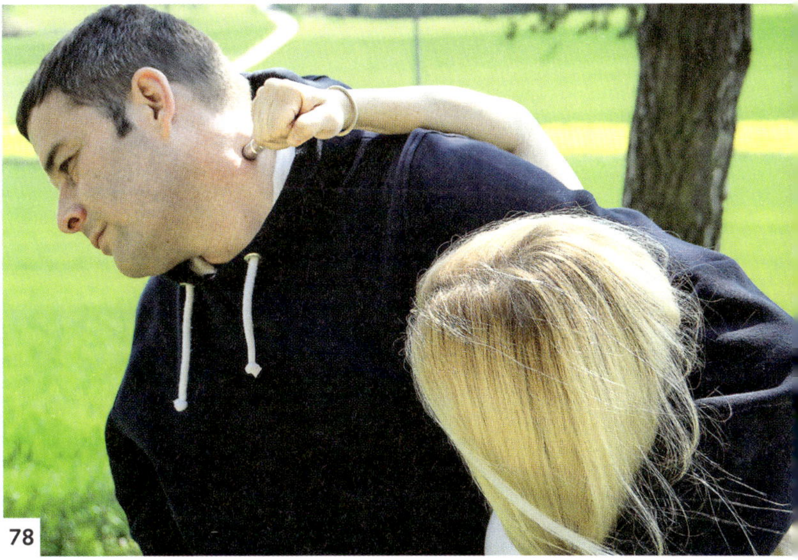

78

8.6.2. Genickhebel von hinten

Erfolgt der Angriff (Genickhebel) von hinten, besteht eine sehr hohe Gefahr, dass Sie in die Rückenlage gebracht werden und dadurch eine effektive Verteidigung kaum noch möglich ist. Zudem wird der Druck auf Ihre Halsschlagadern drastisch verstärkt, sodass die Zeitspanne bis zum Eintritt der Bewusstlosigkeit/Handlungsunfähigkeit stark verkürzt wird.

Für Angriffe dieser Art empfiehlt es sich, ein Hilfsmittel zur Selbstverteidigung (Schlüssel, Kubotan, etc.) gegen Ihren Angreifer einzusetzen.

Sobald der Angreifer seinen Arm um Ihren Hals/Ihr Genick gelegt hat, greifen Sie mit einer Hand an das Handgelenk des Angreifers und ziehen dieses, soweit es Ihnen möglich ist, nach unten. Dadurch wird der Druck auf Ihre Halsschlagader verringert, jedoch nicht vollständig verhindert.

Gleichzeitig stoßen Sie von oben mit Ihrer anderen Hand das Kubotan (oder ein anderes Hilfsmittel) in die Ellenbeuge des Armes, der Ihren Hals umschließt. (Bilder 79 – 81)

Machen Sie nun, unter Beibehaltung des Drucks auf die Ellenbeuge des Angreifers, einen kleinen Schritt mit Ihrem „inneren Bein“ nach hinten, hinter den Angreifer. (Bild 82)

Durch den Druck auf die Ellenbeuge, in Verbindung mit dem Schritt nach hinten und Ihrer leicht nach vorne abwärts gebeugten Haltung, ist es Ihnen möglich, sich aus dem Genickhebel zu befreien. (Bilder 83 – 84)

Nach erfolgreicher Befreiung aus dem Genickhebel können Sie den Angriff durch einen Schlag (mit oder ohne Hilfsmittel) gegen den Kopf des Angreifers oder durch einen Tritt in die Kniekehle des Angreifers beenden. (Bilder 85 – 88)

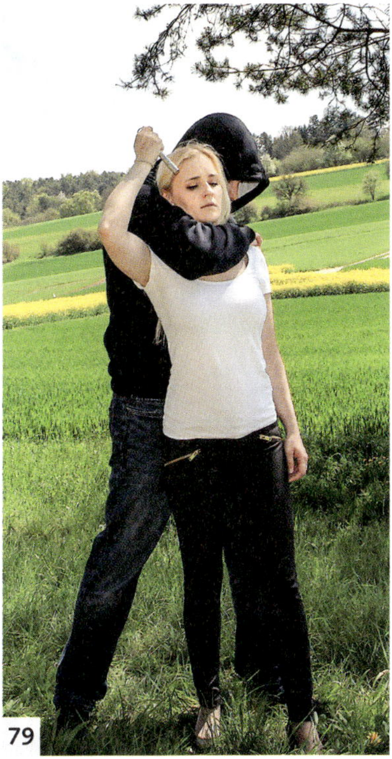
79

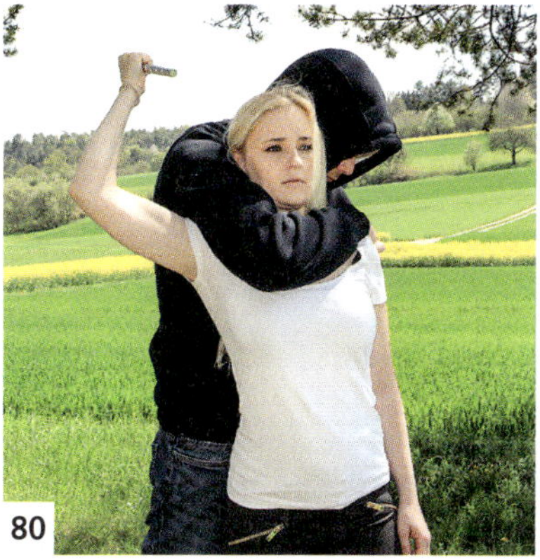
80

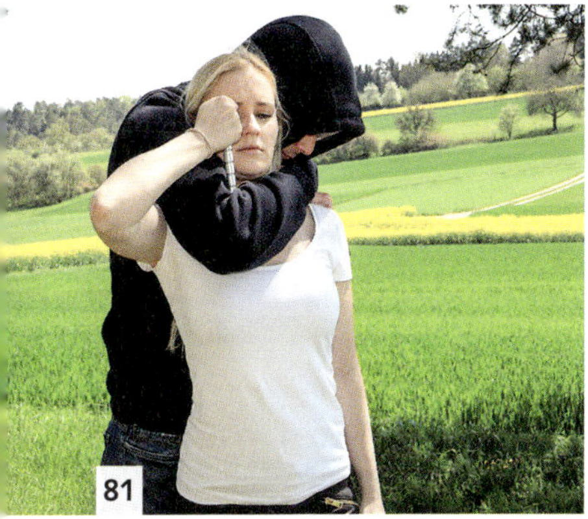
81

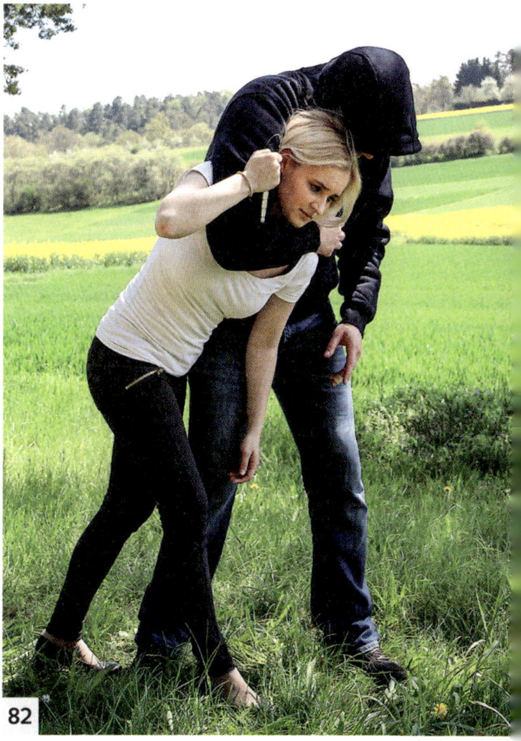
82

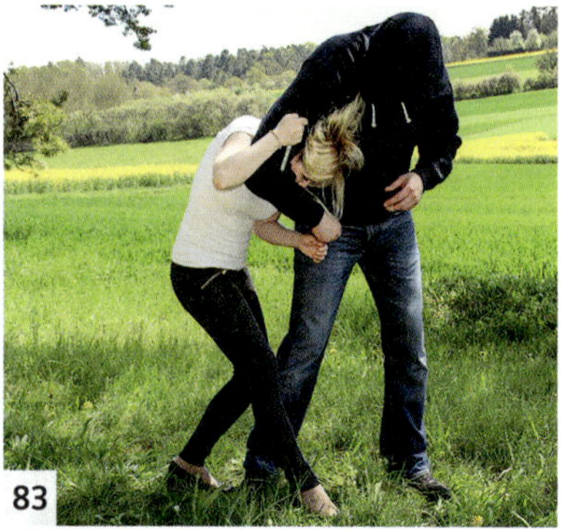
83

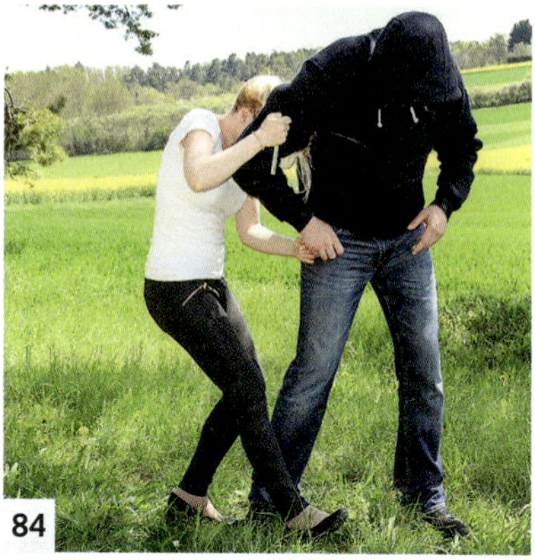
84

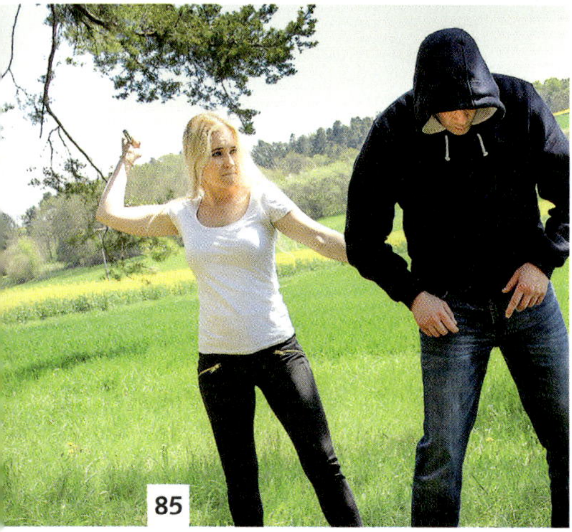
85

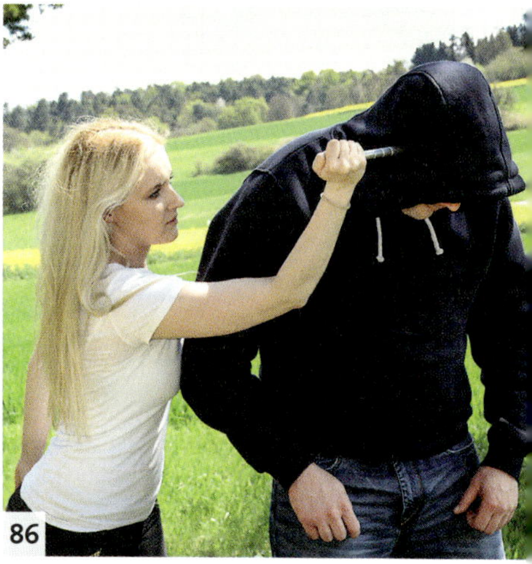
86

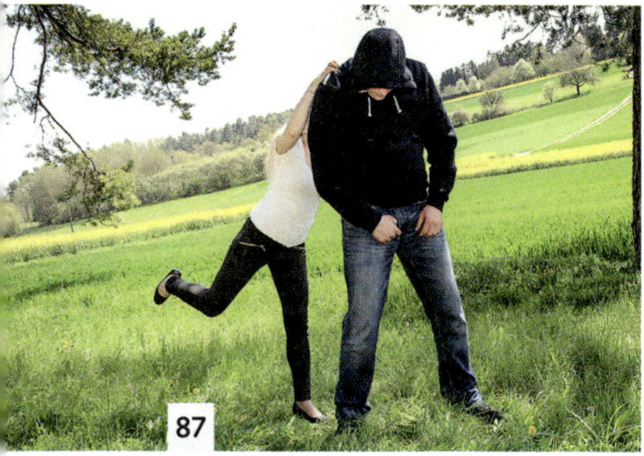
87

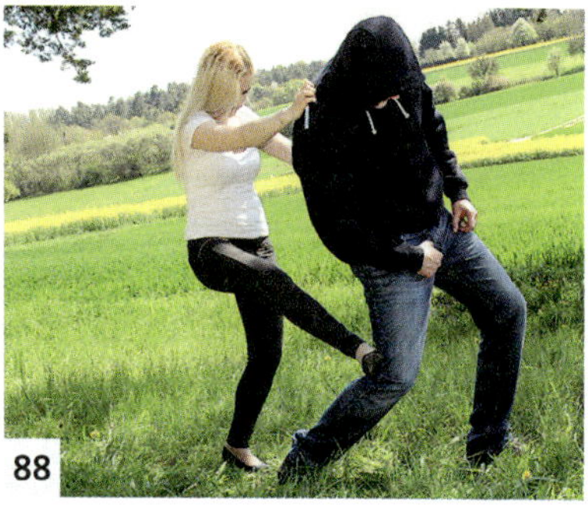
88

8.7. Abwehr gegen Greifen am Revers/Arm

8.7.1. Greifen am Handgelenk, Arm oder Revers

Hat Sie der Täter bereits an Hand, Arm oder Revers/Jacke ergreifen können, wird er zwangsläufig versuchen, Sie an sich heran bzw. in eine „dunkle Ecke" zu ziehen. (Bilder 89 und 90)

Geben Sie dem Zug des Angreifers unbedingt nach und gehen einen Schritt auf den Angreifer zu. Versuchen Sie, mit einem oder nach Möglichkeit mit beiden Armen das Genick/den Hals des Angreifers zu ergreifen. (Bilder 90 und 91)

Nutzen Sie die Zugkraft des Angreifers weiterhin aus und versetzen ihm einen Kniestoß in die Genitalien. (Bild 92)

Als Abschluss Ihrer Verteidigungshandlung können Sie sich mit einem beidhändigen Stoß gegen den Brustkorb des Angreifers von diesem befreien. (Bild 93)

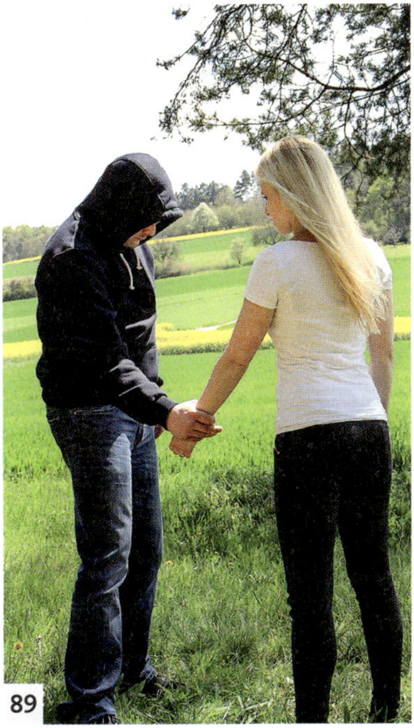

89

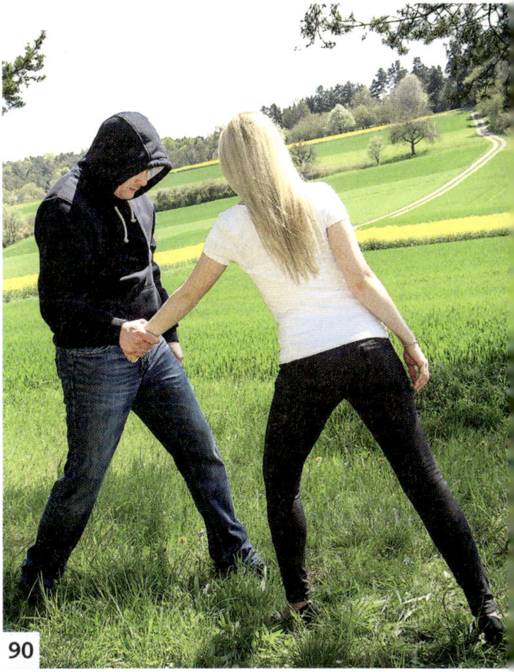

90

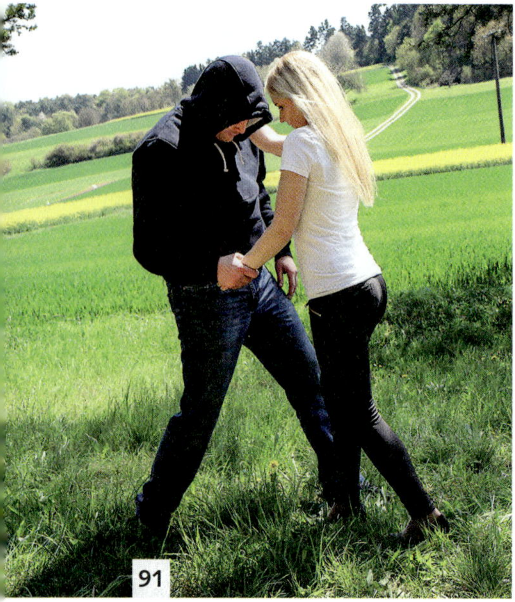

91

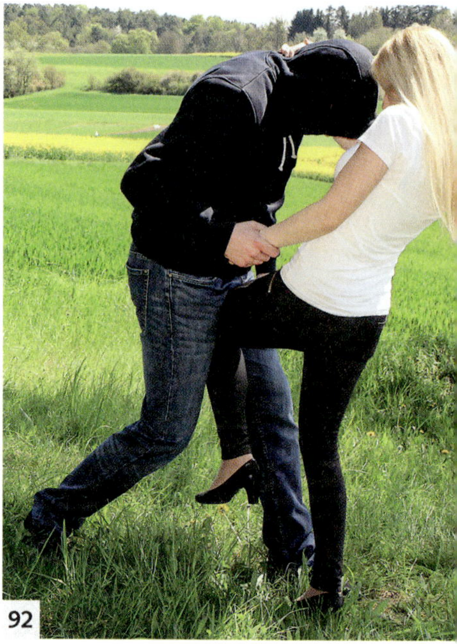

92

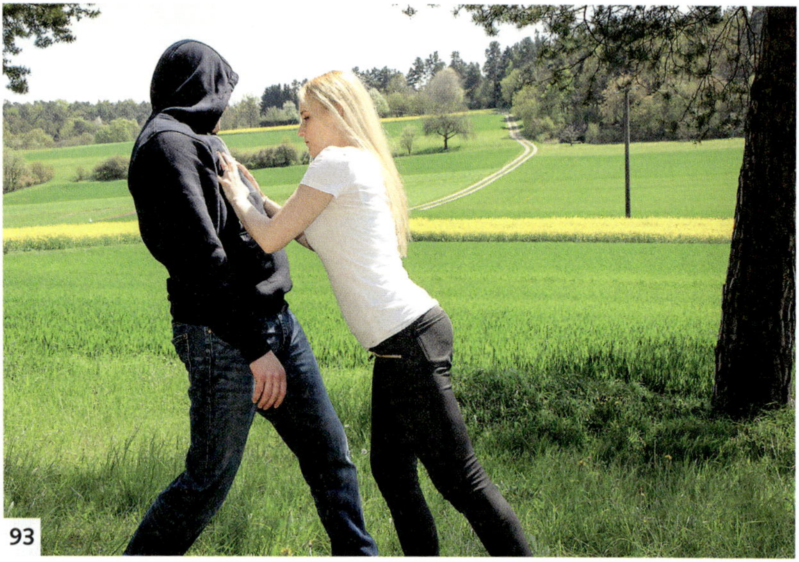

93

8.7.2. Befreiungsmöglichkeit und Anwendung von Hilfsmitteln (Kubotan)

Sollten Sie die Möglichkeit haben, ein Hilfsmittel gegen Ihren Angreifer einsetzen zu können, wenden Sie dieses mit voller Härte an.

Sobald der Angreifer Sie an Arm, Revers oder Handgelenk ergriffen hat, wird dieser, so wie oben bereits dargestellt, versuchen, Sie an sich heranzuziehen.

Geben Sie dem Zug des Angreifers nach und nehmen Sie gleichzeitig Ihr Hilfsmittel (Kubotan, Schlüsselbund, etc.) in Ihre freie Hand. (Bilder 94 und 95)

Während der Zugbewegung des Angreifers bietet sich für Sie die Möglichkeit – mit Ihrem Hilfsmittel – dem Angreifer gegen den Kopf/ins Gesicht zu schlagen. (Bilder 95 und 96)

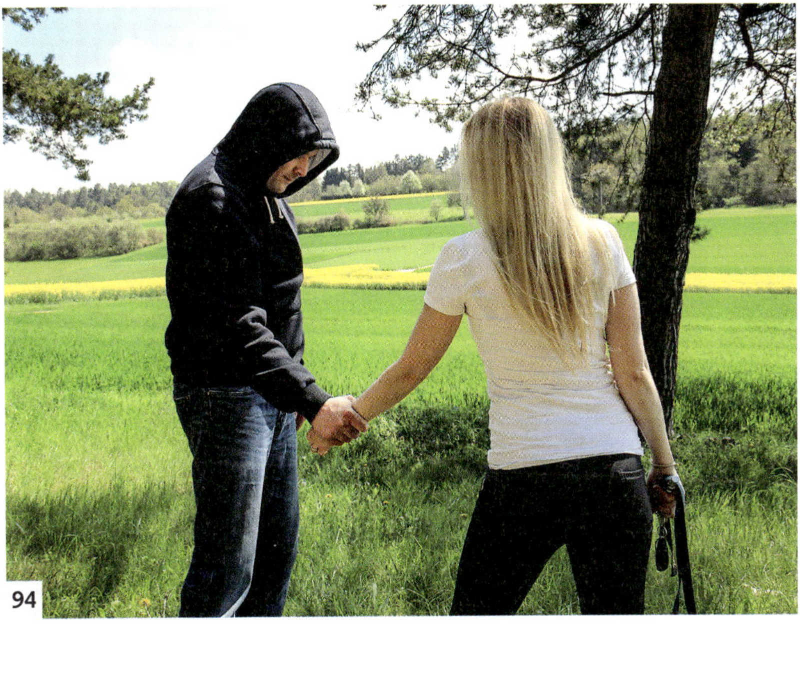

94

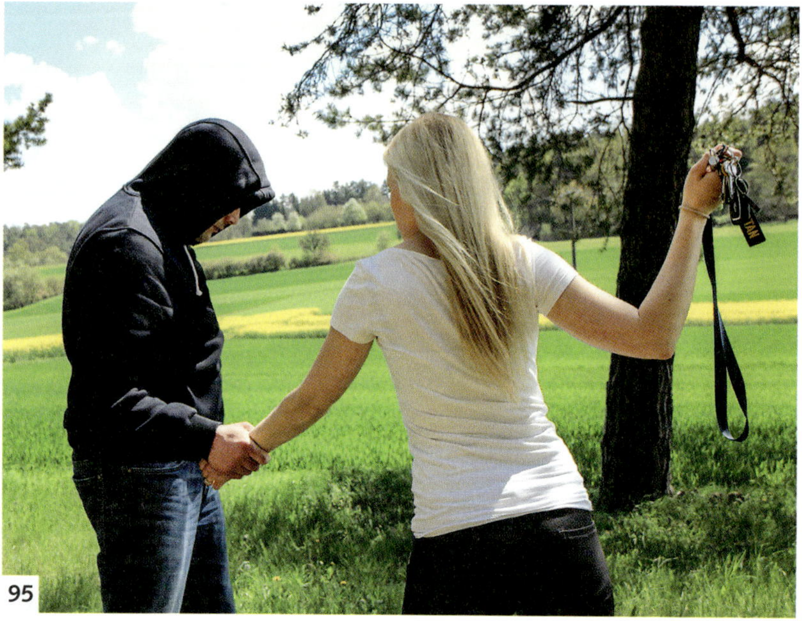
95

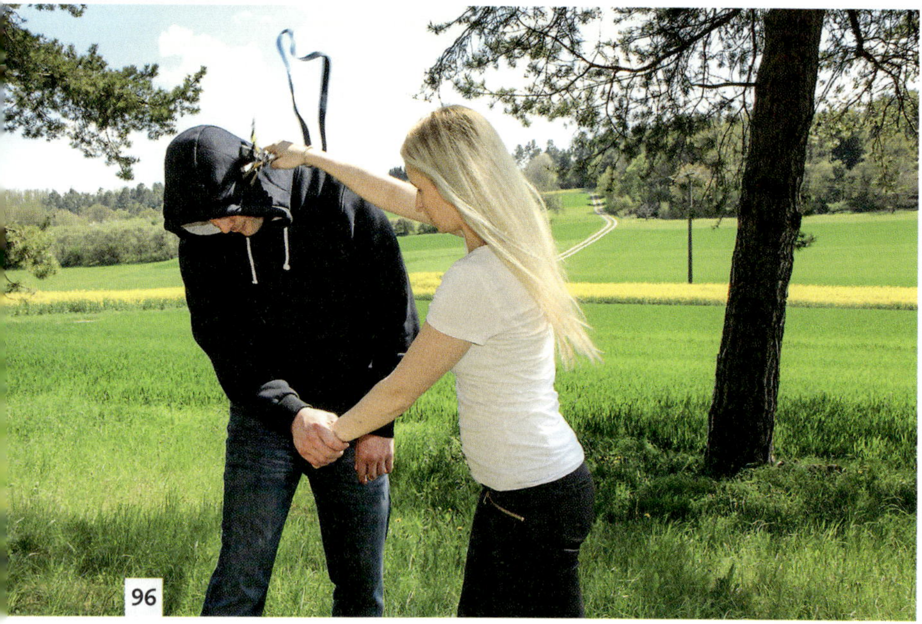
96

8.8. Verteidigung in der Bodenlage

8.8.1. Variante 1

Sie wurden vom Angreifer bereits zu Boden gebracht und liegen nun auf dem Rücken. Dem Angreifer war es möglich, sich auf Ihren Bauch/Brustkorb zu setzen und Sie an den Armen festzuhalten.

Versuchen Sie nun Ihre Beine aufzustellen und sich in eine „stabile Position“ am Boden zu bringen. (Bilder 97 und 98)

In der Regel versucht der Angreifer Ihre Hände festzuhalten, damit Sie keine Möglichkeit haben, diese gegen ihn einzusetzen. (Bilder 97 und 98)

Trotz des erheblichen Kraftaufwandes seitens des Angreifers gegen Sie, ist es Ihnen möglich, Ihre Arme auf dem Boden nach oben/unten zu schieben. (Bild 99)

Schieben Sie Ihre Arme in eine für Sie günstige Position nach oben/unten und drücken Sie dabei Ihr Becken mit voller Wucht nach oben. (Bild 100)

Durch das Schieben der Arme am Boden sowie das Hochdrücken des Beckens wird der Angreifer in eine instabile Lage gebracht.

Sobald Sie Ihr Becken nach oben gedrückt haben, drehen Sie Ihren Oberkörper unter dem Angreifer heraus auf eine beliebige Seite. (Bilder 100 und 101)

Durch die ruckartige Drehbewegung in Verbindung mit der instabilen Lage des Angreifers können Sie sich aus dieser Position befreien und sich im Idealfall auf den Angreifer setzen. (Bild 102)

Drücken Sie und den Kopf des Angreifers in Richtung Boden und beenden Sie den Angriff mit einem Schlag/Stoß in das Gesicht des Angreifers. (Bilder 102 und 103)

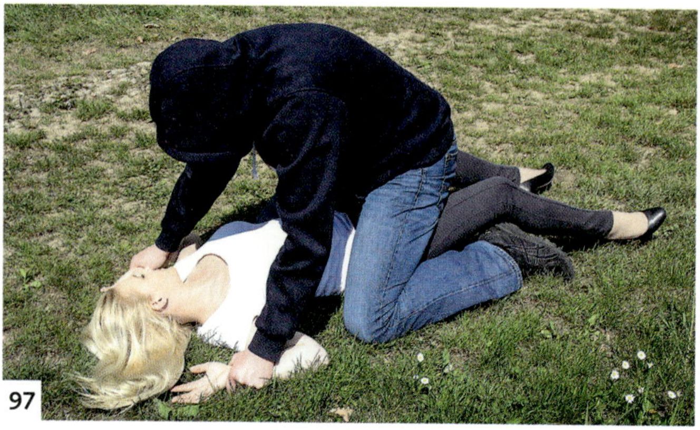

97

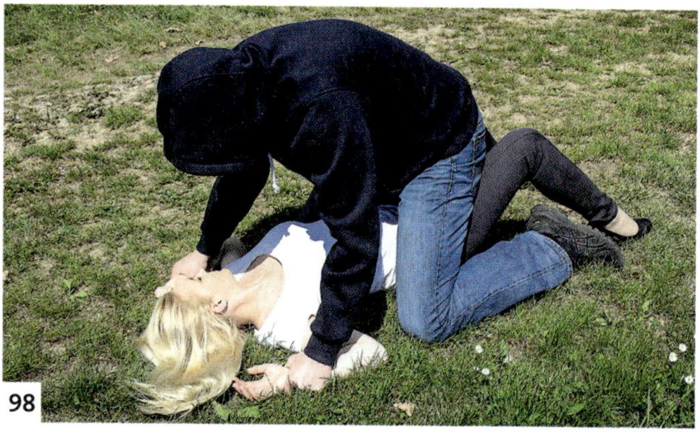

98

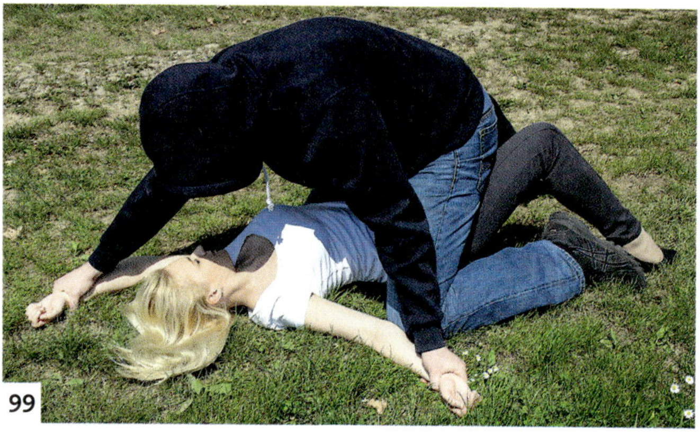

99

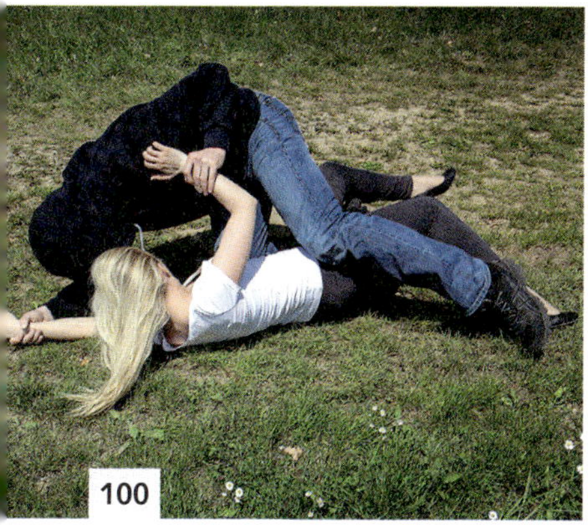

100

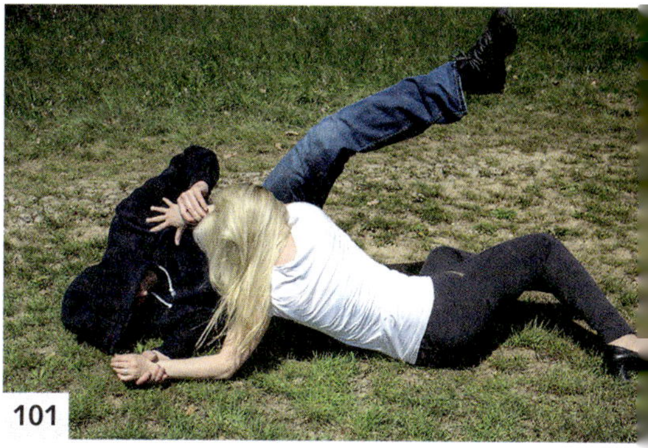

101

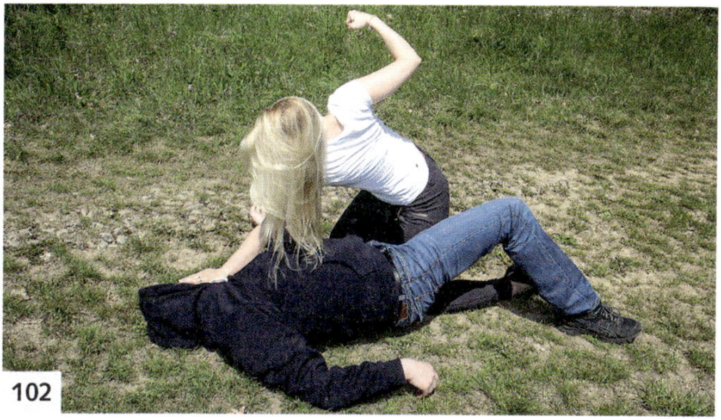

102

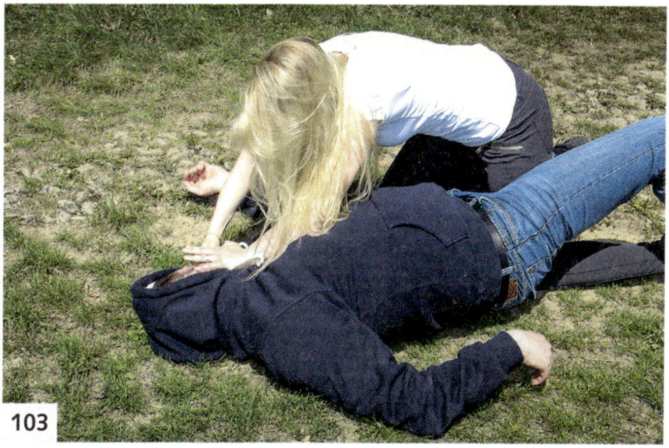

103

8.8.2. Variante 2

Der Angreifer hat Sie ebenfalls zu Boden gebracht und sich zwischen Ihre Beine auf Sie gelegt und ergreift Sie am Hals. (Bild 104)

Beenden Sie unverzüglich die durch den Würgeangriff für Sie bestehende Lebensgefahr durch einen kurzen kräftigen Schlag in die beiden Ellenbeugen des Angreifers. (Bilder 105 und 106)

Durch das Einknicken der Arme des Angreifers besteht nun für Sie Möglichkeit, diesen mit beiden Händen am Hinterkopf/Genick zu ergreifen und mit aller Kraft gegen Ihre Brust ziehen. (Bild 107)

Gleichzeitig schieben Sie Ihre Hüfte unter dem Angreifer zur Seite weg und stemmen dabei eines Ihrer Beine gegen das Knie des Angreifers.

Halten Sie den Kopf des Angreifers weiterhin an Ihre Brust gedrückt und drehen Sie den Angreifer auf die Seite, auf der Sie Ihr Bein gegen das Knie des Angreifers stemmen. (Bilder 108 und 109)

Drücken Sie nun das Knie des Angreifers nach unten weg und drehen diesen dabei gleichzeitig auf die Seite. Durch das Wegdrücken des Beines verliert der Angreifer an Stabilität, sodass es Ihnen möglich ist, sich unter dem Angreifer zu befreien. (Bilder 110 und 111)

Durch das seitliche Wegkippen des Angreifers ist es Ihnen nun möglich, sich durch eine kleine Drehbewegung auf diesen zu setzen und den Angriff mit einem Schlag/Stoß in das Gesicht des Angreifers zu beenden. (Bild 112)

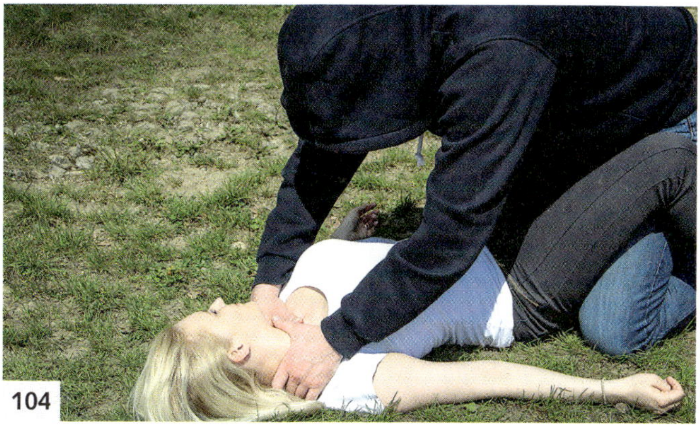

104

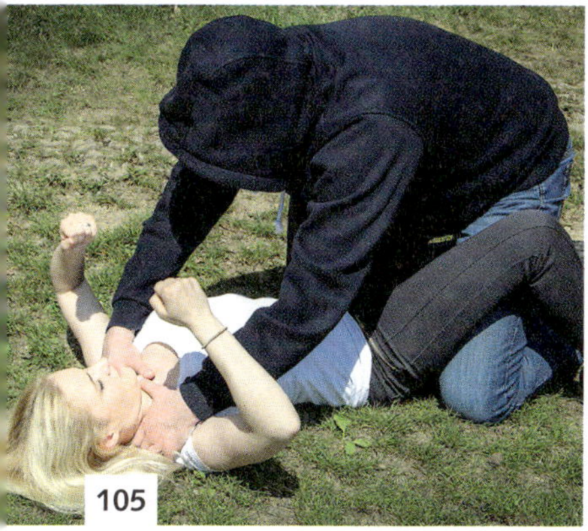

105

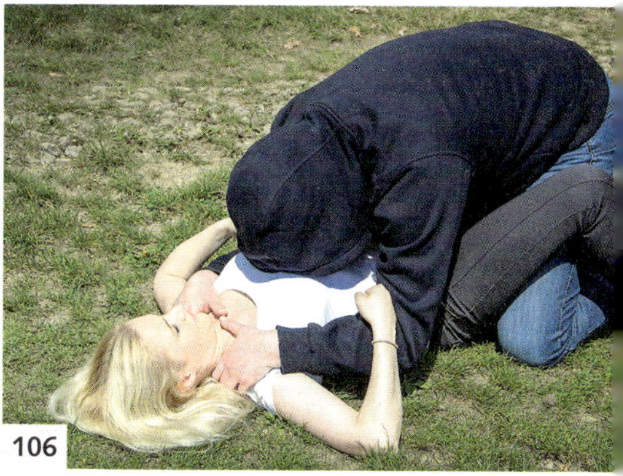

106

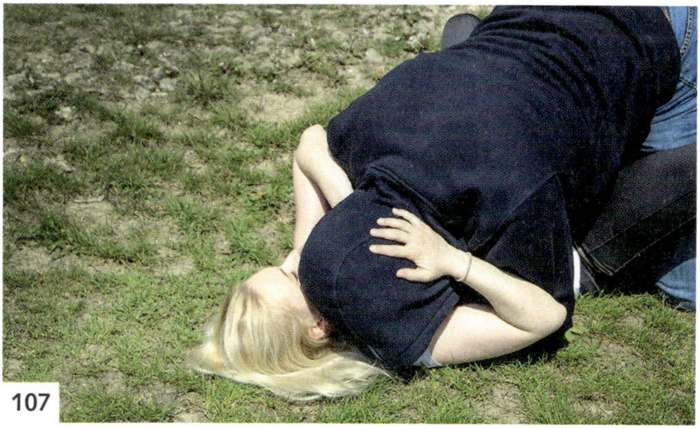

107

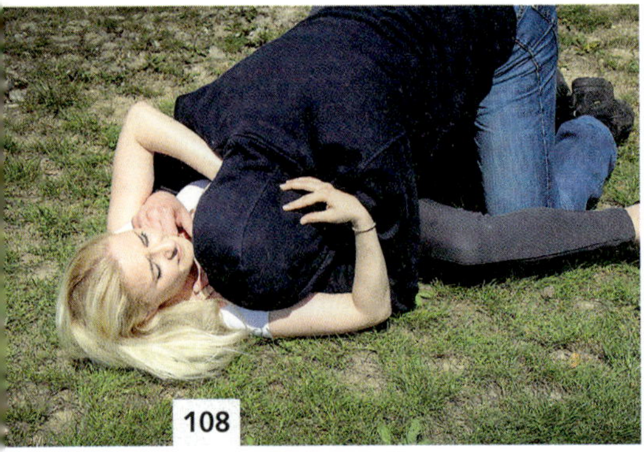

108

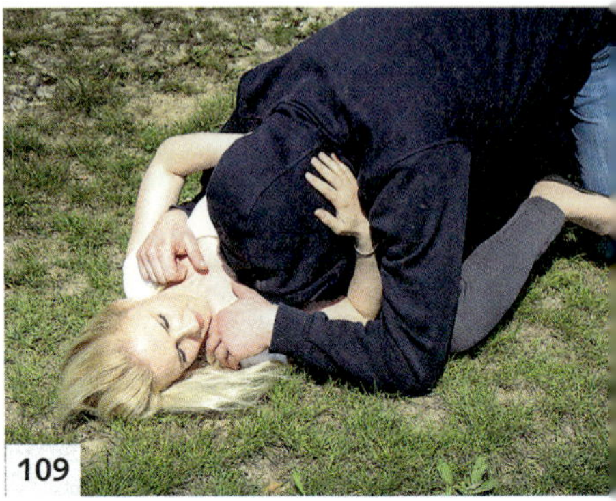

109

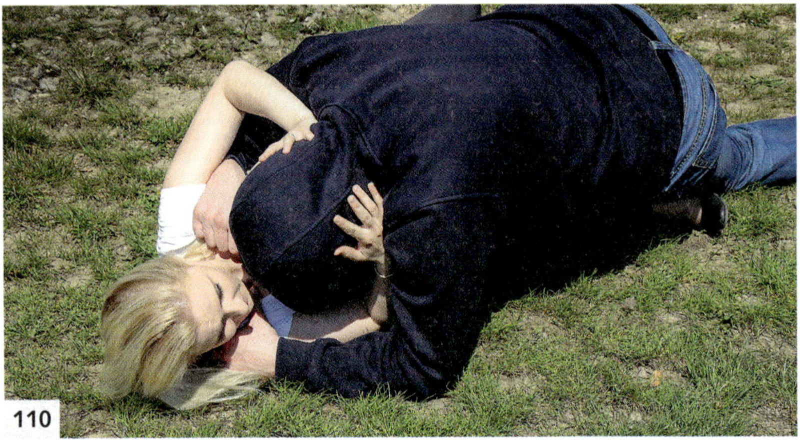

110

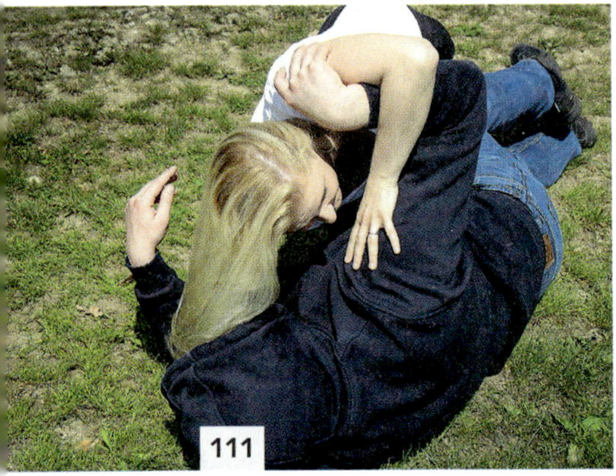

111

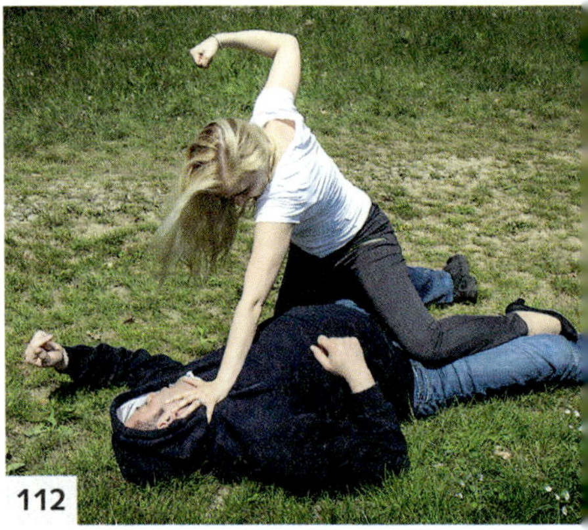

112

9. Schlusswort

Häufig werden Frauen Opfer von tätlichen Übergriffen.

Wir leben zwischenzeitlich in einer Gesellschaft, die viele verschiedene Denk- und Verhaltensmuster miteinander vereint. Nicht in allen Kulturen haben Frauen den gleichen gesellschaftlichen Wert wie Männer.

Diesem Umstand muss sich „**FRAU**" stellen!

Ein von mir sehr geschätzter Kollege pflegte stets zu sagen: „Bereite vor, was DU vorbereiten kannst!"

Ich kann Ihnen diese Worte nur ans Herz legen, bereiten Sie sich vor – werden **SIE kein** Opfer!

Abschließend möchte ich mich noch bei den Personen bedanken, die mich bei der Erstellung dieses Buches unterstützt haben.

Angela Mellwig, die Ihnen alle Techniken darstellt, Joachim Albrecht für seine Psychologischen Ausführungen und sein Grußwort, Thomas „Ono" Günthner und Torsten Köpschall die mir als Fotografen zur Seite standen und „last but not least" bei Hans-Georg Zischke vom Richard Boorberg Verlag, der mir hiermit bereits mein zweites Buchprojekt ermöglicht hat.

Vielen Dank für Eure Unterstützung!